危险"救"在身边

主　编　戴晓萍　盘　锋　柴亚伟　彭　军　张楚新
　　　　孙晓伟　刘世学

副主编　罗发维　熊卫理　曾文娇　王美兰　冯亮玉
　　　　刘健燕　孙　聪　李星慧　刘新洁

江西科学技术出版社

江西·南昌

图书在版编目（CIP）数据

危险"救"在身边 / 戴晓萍等主编. -- 南昌：江西科学技术出版社, 2025.6. -- ISBN 978-7-5390-9317-8

Ⅰ. R459.7

中国国家版本馆 CIP 数据核字第 20241PA323 号

危险"救"在身边
WEIXIAN "JIU" ZAI SHENBIAN

戴晓萍　盘　锋　柴亚伟　彭　军
张楚新　孙晓伟　刘世学　主编

出版 发行	江西科学技术出版社
社址	南昌市蓼洲街 2 号附 1 号
	邮编：330009　电话：（0791）86623491　86639342（传真）
印刷	武汉市卓源印务有限公司
经销	全国新华书店
开本	710 mm × 1000 mm　1/16
字数	201 千字
印张	13
版次	2025 年 6 月第 1 版
印次	2025 年 6 月第 1 次印刷
书号	ISBN 978-7-5390-9317-8
定价	42.00 元

国际互联网（Internet）地址：http://www.jxkjcbs.com　　选题序号：ZK2024140　　赣版权登字：-03-2025-118

责任编辑：万圣丹　王凯勋　毛晓庆　　装帧设计：河南树青文化传播有限公司

版权所有　侵权必究

（赣科版图书凡属印装错误，可向承印厂调换）

前言

在这个快节奏的时代,健康成为我们最宝贵的财富。然而,疾病与意外总是让人猝不及防,时常考验着我们的应对能力。遗憾的是,面对这些突如其来的紧急情况,许多人往往因缺乏准确的、科学的急救知识而手足无措,甚至因采取了错误的急救方法,错失宝贵的抢救时机,遗憾地失去了生命。正是鉴于这一现状的紧迫性与严峻性,我们结合多年的临床工作经验,精心编写了《危险"救"在身边》这本书。

本书筛选了日常生活中常见的疾病突发情况,在"急救处置"中通过通俗易懂的语言和专业的急救指导插图,让读者轻松掌握正确的急救方法,在紧急关头能够迅速行动,有效施救;在"急救须知"中通过列出错误行为与正确行为的对比,帮助读者识别并规避常见的急救误区,确保在紧急情况下能够做出正确判断,避免不当操作带来的二次伤害。更重要的是,我们深知"预防胜于治疗"的道理,因此在"急救小百科"部分,特别介绍了相应疾病的预防知识,旨在引导读者树立健康意识,养成良好生活习惯,从源头上减少疾病的发生。

在编写过程中,本书始终坚持实用性与易读性并重的原则,旨在向广大读者普及急救知识,提升公众的自救、互救能力。我们衷心希望,《危险"救"在身边》能够成为每个家庭、每个社区的急救指南,让每一个读者在遇到紧急情况时都能迅速找到应对之策,从而减轻伤害,挽救生命。同时,我们也希望通过本书的推广,能够唤起更多人对急救知识的关注与重视,共同营造一个更加安全、健康的社会环境。

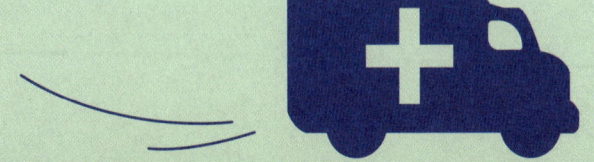

人体信息高速公路——神经系统

- 002 癫痫发作时，如何急救？
- 006 家人突然昏迷，如何施以援手？
- 011 偏头痛自救攻略，轻松告别头痛烦恼
- 016 脑震荡急救知识大揭秘！
- 020 突发面瘫不慌张，科学急救来帮忙

人体的迷宫——呼吸系统

- 026 磨人的哮喘，发作起来真要命
- 030 遇到"咯血"就紧张，处置方法与须知全攻略
- 033 急性喉炎突袭，别慌！
- 037 急性上气道阻塞如何处理？
- 043 肺真的能"气炸"，得了气胸怎么办？
- 048 呼吸性碱中毒，过度换气惹的祸？

人体的运输线——循环系统

054 血压突然升高,当心!
060 休克是什么?危及生命!
064 心绞痛来袭,身体这些特点藏不住!
069 心搏骤停怎么办?
073 突然心跳加快,怀疑心动过速怎么办?
077 血压偏低时,应该知道的几件事
082 附:CPR 的具体流程与 AED 的使用

 人体情绪的镜子——消化系统

092 呕吐怎么办?分三种情况从容应对
101 消化道出血紧急处理小课堂
104 急性胰腺炎来袭,紧急处理有方法
109 胆石症突袭,别慌!紧急处理小妙招
114 消化性溃疡急性发作,牢记这些急救方法
118 胃穿孔的紧急自救与应对指南

人体的下水道——泌尿系统

124　输尿管结石的疼痛真要命！
127　包皮嵌顿不容忽视！教你轻松处理
132　经常憋尿？小心急性膀胱炎！
136　明明有尿却尿不出来，尿闭怎么解决？
141　痛到无法呼吸，睾丸外伤的紧急处理

人体的支柱——运动系统

146　腿抽筋的缓解方法
152　崴脚非小事，科学处理最关键
160　落枕如何快速缓解？
166　肌肉突然拉伤了，如何紧急处理？
172　肩关节不慎脱位，应该如何应对
178　断指急救，黄金时间内的关键步骤

人体的调控中心——内分泌系统

- 184　高血糖突发，紧急应对策略
- 189　低血糖来袭，如何自救？
- 193　甲状腺危象，紧急处理要点
- 197　识别低钾血症，掌握急救方法

01

神经系统,作为人体复杂而精细的信息网络,犹如一条不停运转的信息高速公路。它由亿万个神经元交织而成,能够快速地、高效地传递、整合与处理来自身体内外环境的信息。这些信息在神经纤维上如同电流般疾速传递,使人体能迅速对外界刺激做出反应,同时协调内部各器官的活动,确保生命机体正常运行。

人体信息高速公路——
神经系统

癫痫发作时，如何急救？
一次性讲清楚！

癫痫，俗称"羊角风"或"羊癫疯"，是由大脑神经元的突然异常放电引起。这种疾病可能与遗传、脑部结构异常、脑损伤等因素有关，具有突然发作、反复发作的特点。在发作期间，患者可能会出现意识障碍、牙关紧闭、眼睛上翻、抽搐等症状，这些症状可能会持续数秒到数分钟。随后，患者的意识会逐渐恢复，症状也会逐渐改善。

急救处置 EMERGENCY RESPONSE

▶ 远离有潜在危险的地方

将患者尽快转移到安全的地方，避免其在抽搐中造成伤害。如果无法转移，应立即将患者就地平放，防止其摔倒受伤。

▶ 保持呼吸道通畅，防止窒息

① 保持呼吸道通畅的一种重要方式是让患者处于平卧位，头偏向一侧，或者处于侧卧位。这样的姿势有利于口腔分泌物自然流出，防止口腔分泌物被误吸入呼吸道，导致窒息。

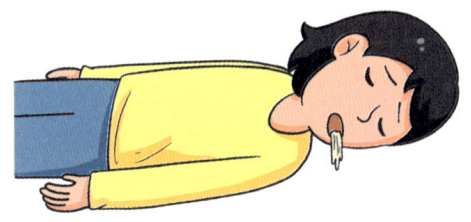

② 如果患者有假牙，应该取出假牙，以免其掉入呼吸道，造成窒息或引发其他并发症。

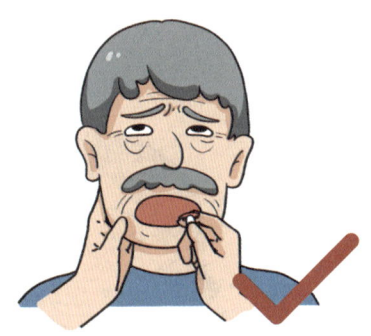
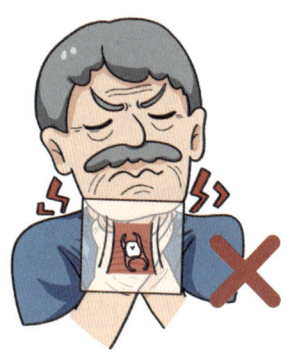

③ 解开患者的衣服纽扣，尤其是颈部的扣子，确保患者呼吸顺畅。如果条件允许，可以解开患者的领带、腰带等束缚物，让患者感到更加舒适。

▶ 避免舌咬伤

发病时，癫痫患者往往会出现牙关紧闭的情况。应在患者牙关紧闭之前，迅速将软的毛巾、纱布等卷成卷儿，夹在患者的上下牙齿之间，避免出现咬伤舌头的情况。

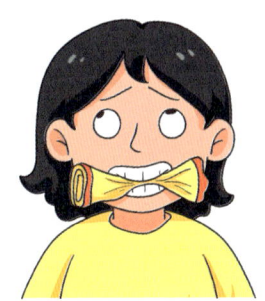

▶ **记录发作情况**

及时拨打急救电话,密切关注患者的情况,记录其发作症状,如是否为一侧抽搐,是否出现口吐白沫、面色发紫等情况。

急救须知 FIRST AID INSTRUCTIONS

☒ **不要约束患者的行为:** 对于全身抽搐的患者,一定不要强压患者的肢体,避免造成骨折或者脱臼。如果出现牙关紧闭的情况,不建议强行撬开患者嘴巴,此做法可能会导致其牙龈受损、牙齿松动甚至脱落等。

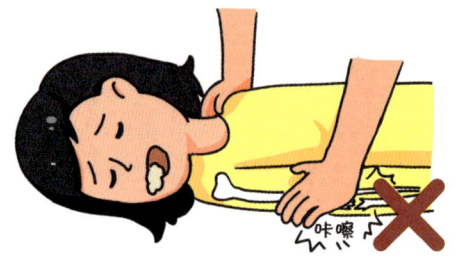 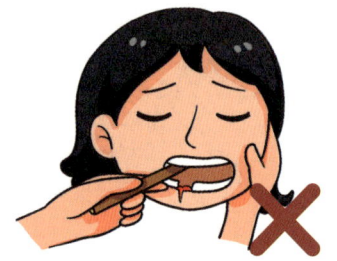

☒ **不要喂食东西:** 这既能避免患者在发作期间出现呛咳、呼吸困难等症状,也能避免由于吞咽食物或药物引发的窒息等危险情况。

急救小百科

如何预防癫痫发作？

预防癫痫发作是非常重要的，要想达到这个目标，需要注意以下几点。

● **不要摄入含有兴奋性物质的食物和饮料**

比如咖啡、浓茶、可乐等都含有咖啡因，会刺激中枢神经系统，增加癫痫发作的风险。

● **避免患病及剧烈运动**

尽量避免患感染性、外伤性等疾病，这些有可能诱发癫痫发作。尽量避免进行剧烈的运动，比如跑步、打球等，这些活动易使大脑过度兴奋，从而诱发癫痫发作。

● **避免大脑过于紧张或受刺激**

不要从事过于紧张的脑力工作，不宜观看过于刺激的影视节目和玩过于激烈的电子游戏。

● **规律服药**

不要随意停药、漏药，以降低癫痫发作的风险。此外，还需要定期去医院复查，以便医生能够及时调整药物剂量和种类，达到最佳的治疗效果。

家人突然昏迷，如何施以援手？迅速掌握关键步骤！

如果遇到家人突然晕倒，呼之不应、推之不醒，无自主运动，就可判断为昏迷。昏迷是一种严重的临床症状，可由多种原因引起，其中常见的是脑出血和脑梗死。这两种疾病都可导致脑部血液供应不足，进而引发昏迷。

急救处置 EMERGENCY RESPONSE

▶ 确保环境安全

确保患者处于安全的环境，远离危险物品和交通要道，避免进一步受伤。

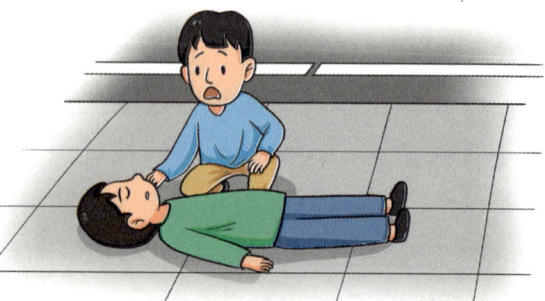

▶ 检查呼吸和脉搏情况

仔细检察患者的呼吸和颈动脉搏动情况。如果患者没有呼吸，颈动脉搏动消失，应立即拨打急救电话并进行心肺复苏术，具体的操作方法见《附：CPR 的具体流程与 AED 的使用》。

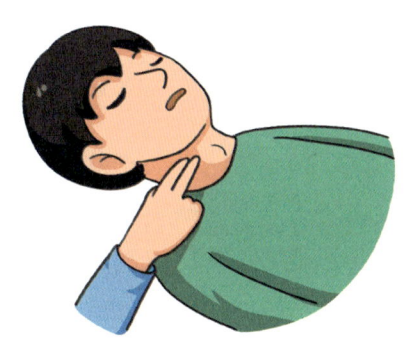

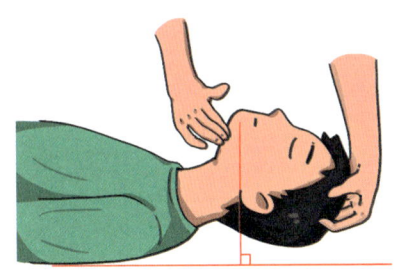

▶ 保持呼吸道通畅

使患者保持平躺位，抬起下颏，使下颌尖、耳垂的连线与地面呈垂直状态，以便呼吸道通畅。如果患者口腔有呕吐物或分泌物，应小心清理，避免病情加重。

▶ 保暖与舒适

为患者盖上毛毯或衣物，保持体温稳定，避免受凉。同时，确保患者处于舒适的体位。

急救须知 FIRST AID INSTRUCTIONS

☒ **不要随意搬动患者**：除非在非安全环境下必须移动，否则应尽量使患者处于原位，避免加重病情或引发其他并发症。

☒ **不要随意喂食或喂水**：昏迷的患者无法自主吞咽，喂食或喂水可能导致误吸或窒息，危及患者的生命。

☒ **不要盲目用药**：在未明确昏迷原因的情况下，不要给患者随意服用任何药物，以免加重病情或发生不良反应。

☒ **不要延误就医**：昏迷可能是多种严重疾病的表现，应尽快拨打急救电话并将患者送往医院接受专业治疗。

急救小百科

如何预防脑出血或脑梗死引起的昏迷？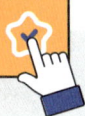

预防脑出血或脑梗死引起的昏迷，需要制订综合性的预防策略。以下是一些关键的预防措施。

● 控制危险因素

① 高血压管理：高血压是脑出血和脑梗死的主要危险因素之一。因此，定期监测血压，确保血压控制在正常范围内至关重要。高血压患者应遵医嘱按时服药，避免自行调整药物剂量。

② 糖尿病控制：糖尿病患者易发生血管病变，增加脑出血和脑梗死的风险。因此，糖尿病患者应严格控制血糖水平，遵循医生的建议进行治疗。

③ 血脂管理：高血脂是脑血管疾病的重要危险因素。保持健康的饮食习惯，减少饱和脂肪酸及胆固醇的摄入，增加富含纤维的食物，有助于降低血脂水平。

● 健康生活方式

① 戒烟限酒：吸烟和过量饮酒都会增加脑出血和脑梗死的风险。因此，应坚决戒烟，并限制酒精的摄入量。

② 适度运动：定期进行适度的体育锻炼，如散步、慢跑、游泳等，有助于增强心血管功能，降低脑出血和脑梗死的发生率。

● 定期体检、控制情绪与治疗慢性疾病

① 定期体检：定期进行体检，包括血压、血糖、血脂等指标的监测，以及脑部影像学检查，有助于及早发现潜在的问题并采取相应的干预措施。

② 控制情绪：避免情绪过度波动，保持平稳的心态。长期的情绪压抑或紧张状态会增加脑血管疾病的发生风险。

③ 治疗慢性疾病：已经患有慢性疾病，如心脏病、动脉硬化等，应积极治疗和控制这些疾病，以预防脑出血或脑梗死的发生。

偏头痛自救攻略,轻松告别头痛烦恼

快速获取知识点

偏头痛是反复发生并伴有多种神经系统表现的一种常见的原发性头痛,主要表现为反复发作、一侧或双侧搏动性的剧烈头痛,可合并有恶心、呕吐、害怕声光刺激等症状。偏头痛具有家族聚集性,且女性患者多于男性。

急救处置 EMERGENCY RESPONSE

▶ 用药治疗

非处方止痛药:对于轻度至中度的偏头痛,非处方止痛药如阿司匹林、布洛芬或对乙酰氨基酚等是常见的选择。这些药物可以通过抑制体内的炎症介质来减轻疼痛。

特异性药物 — 对于中度至重度的偏头痛，或者使用非处方止痛药后效果不佳的患者，需要使用特异性药物。例如，曲普坦类药物（如舒马普坦）可以通过收缩血管，抑制神经递质释放，迅速缓解偏头痛症状。但这类药物有一定的不良反应，如恶心、呕吐、头晕等，且不适用于有心脏病、高血压等疾病的患者。

▶ **穴位按摩**

① 太阳穴按摩：太阳穴位于眉梢与目外眦之间，向后约1寸（注：本书中的"寸"为针灸学上的同身寸）的凹陷处。用双手中指或示指指腹轻轻按揉太阳穴，每次约5分钟，力度适中，以感到酸胀为宜。按摩太阳穴可以舒缓紧张情绪，缓解偏头痛。

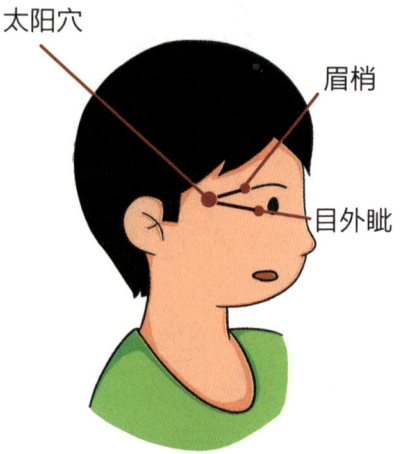

② 风池穴按摩：风池穴位于项部，枕骨之下，与风府穴相平，胸锁乳突肌与斜方肌上端之间的凹陷处。用双手拇指或示指指腹按压风池穴，每次约3分钟，力度适中。按摩风池穴可以祛风止痛，缓解偏头痛。

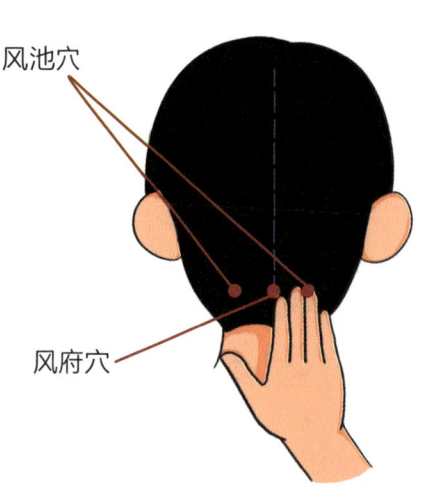

③ 合谷穴按摩：合谷穴位于手背第1、2掌骨间，约第2掌骨桡侧的中点处。用一手拇指指腹按揉另一手的合谷穴，每次约3分钟，力度适中。按摩合谷穴可以镇静止痛，缓解偏头痛。

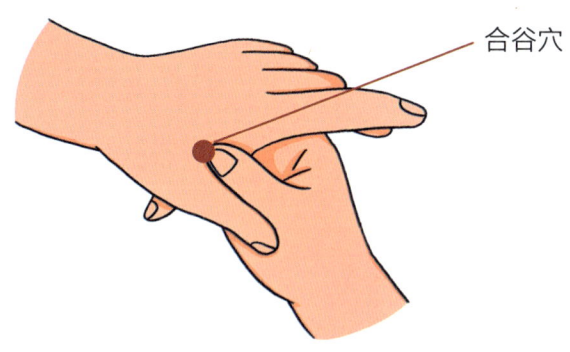

合谷穴

急救须知 FIRST AID INSTRUCTIONS

☒ 避免药物滥用与误用

① 过量使用非处方药：为了迅速缓解头痛，许多患者会过量服用非处方止痛药。这不仅可能导致药物过量性头痛，还会引发其他问题，如胃肠道不适、肝肾损伤等。

② 随意使用处方药：对于处方药，尤其是特异性药物如曲普坦类药物，患者不应随意使用。这类药物可发生严重的不良反应，如高血压、心脏问题等，必须在医生的指导下使用。

☒ 穴位按摩误区

① 按摩力度过大或过小：当穴位按摩时，力度过大可能导致局部疼痛或损伤，力度过小可能无法达到缓解偏头痛的效果。患者应根据自己的感受调整按摩力度，以感到舒适为宜。

② 按摩时间过长或过短：按摩时间也会影响急救效果。时间过长会导致局部疲劳或不适，时间过短可能无法充分发挥按摩的作用。一般来说，每次按摩持续3～5分钟即可。

☒ 避免继续接触诱发因素：偏头痛的发作往往与某些诱发因素有关，如强光、噪声、疲劳等。在治疗过程中，如果忽视这些因素，患者继续接触诱发因素，可导致头痛症状持续或加重。

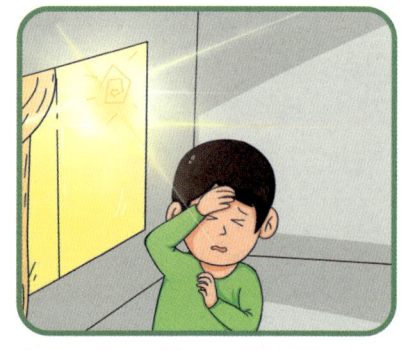

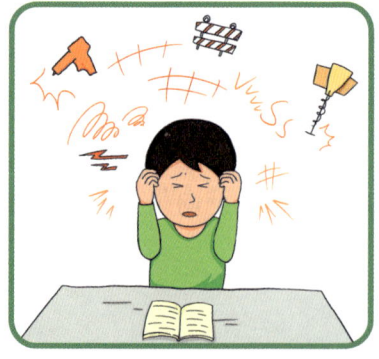

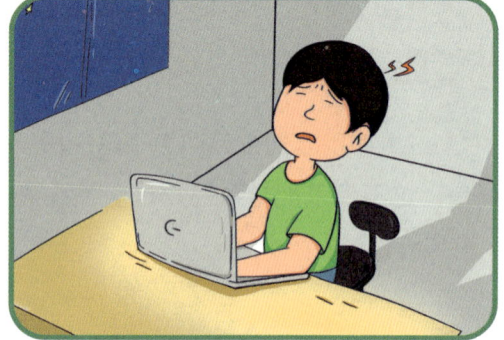

急救小百科

如何预防偏头痛发作？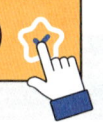

除了保持规律的作息、合理饮食及定期锻炼外，患者还可以考虑以下几个预防措施。

● 注意天气变化

暴风雨、炎热、寒冷等天气变化都可能诱发偏头痛。因此，患者应注意保暖，避免暴晒或淋雨，以及适时增减衣物，避免因天气变化而诱发偏头痛。

● 保持良好的室内环境

室内通风不良、空气污浊也可导致偏头痛发作。患者应保持室内通风良好，定期开窗换气，避免长时间待在封闭、空气不流通的环境中。

● 戒烟限酒

吸烟和过量饮酒都可能诱发偏头痛。因此，患者应尽量戒烟，并限制酒精的摄入量。对于已经有偏头痛症状的患者来说，更应严格避免吸烟和饮酒。

脑震荡急救知识大揭秘！

从容应对不再慌！

脑震荡是一种常见的头部损伤，通常由头部受到外力撞击或剧烈震动引起。脑震荡可导致出现短暂的意识障碍、头痛、恶心、呕吐等症状，严重的还可能影响神经系统功能。

急救处置 EMERGENCY RESPONSE

▶ **在安静的环境中休息**

脑震荡发生后，患者的大脑极度敏感，任何外界的刺激都可能引发或加剧其症状。因此，确保患者处于安静的环境中至关重要。这不仅意味着要减少噪声干扰，还要控制室内的光线，以免过强的光线刺激患者的眼睛。保证足够的休息不仅有助于神经系统恢复，还能缓解因活动引起的头晕、头痛等症状。

▶ 稳定头部与颈部

脑震荡患者应避免头部和颈部进一步受损,可以用柔软的物品(如衣物或枕头)垫在头部下方,以减轻头部的震动和压迫。同时,避免随意搬动患者的头部和颈部,如需转运,应使用担架等专用工具,确保头部和颈部的稳定。

▶ 处理外伤

如果患者头部有外伤,如皮肤裂伤、出血等,应及时用干净的毛巾或纱布进行包扎。这样既可以避免细菌污染伤口,也可以起到较好的止血作用。同时,要避免用力按压伤口,以免加重患者的脑部损伤,给后续的治疗带来更大的困难。

头部外伤包扎方法

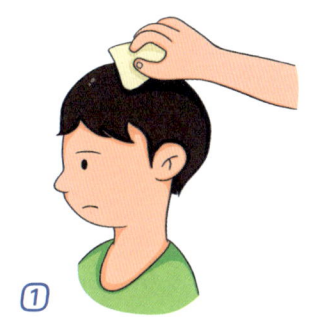
① 按压

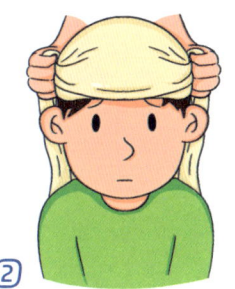
② 三角巾底边齐眉上,沿耳上方拉向枕部

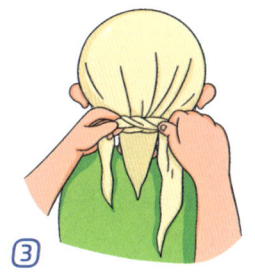
③ 两底边压住顶角交叉

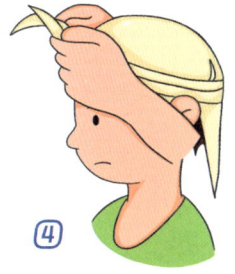
④ 两底边绕向前额打结

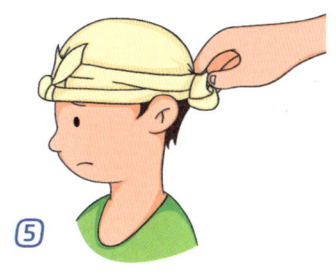
⑤ 顶角反折固定于枕部底边

▶ 及时送医

无论患者的症状如何,都应及时送往医院接受检查。在送医过程中,应注意保持患者的呼吸道通畅,避免头部受到进一步的震动或损伤。同时,家属或陪同人员应保持冷静,积极配合医护人员的救治工作。

急救须知 FIRST AID INSTRUCTIONS

[✘] **不要给患者喂食或喂水**:在患者意识不清或出现呕吐症状时,不要喂食或喂水,以免患者误吸导致窒息或肺部感染。待患者意识恢复且医生允许后,再逐渐给予适当的饮食。

[✘] **不要使用冷敷或热敷**:非专业人士误以为使用冷敷或热敷可以缓解脑震荡的症状,这是错误的做法。冷敷或热敷可影响头部的血液循环,加重脑部损伤。因此,在急救过程中应禁止使用冷敷或热敷。

[✘] **不要随意使用药物**:在未经医生指导的情况下,不要随意给患者使用止痛药、镇静剂等药物。这些药物可能掩盖病情或产生不良反应,影响医生的诊断和治疗。

◀◀◀ 急救小百科

如何避免发生脑震荡？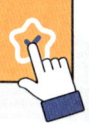

● 佩戴头部防护装备

在参与高风险运动，如骑行、攀岩、滑冰等时，应佩戴适合的头部防护装备，如头盔，以减轻意外摔倒或碰撞时对头部的冲击。

● 驾驶安全

在驾驶汽车或摩托车时，要系好安全带或佩戴头盔，确保自己和乘客的人身安全。此外，要遵守交通规则，禁止疲劳驾驶和酒后驾驶，降低交通事故发生的风险。

● 避免剧烈运动或活动

尽量避免参与剧烈的运动或活动，特别是在缺乏足够安全措施的情况下。同时，注意远离可能导致摔倒、碰撞的障碍物或不平坦地面。

● 增强身体平衡和协调能力

通过练习瑜伽、太极拳（剑）、舞蹈等运动项目，可以增强身体的平衡和协调能力，从而降低摔倒和受伤的风险。

● 定期进行眼科检查

若眼睛出现问题，会影响人的平衡和空间感觉，增加脑震荡发生的风险。因此，定期进行眼科检查，确保眼睛健康和视力正常，对于预防脑震荡具有重要意义。

突发面瘫不慌张，科学急救来帮忙

日常要警惕这些！

突发面瘫，即面神经麻痹的急性发作，主要表现为面部肌肉运动功能障碍，如口角歪斜、额纹消失、眼睑闭合不全等。它与病毒感染、面部受凉或外伤等因素有关，一旦发现，应及时就医，进行综合治疗，以促进康复。

急救处置 EMERGENCY RESPONSE

▶ **识别面瘫**

当发现以下症状时，应高度怀疑突发面瘫。

① 面部不对称：一侧面部肌肉下垂，嘴角歪斜，额纹消失。

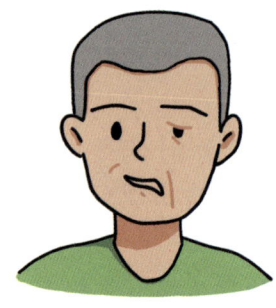

② 表情丧失：无法完成抬眉、闭眼、鼓腮等基本面部动作。

③ 言语不清：由于面部肌肉无力，可影响发音清晰度。

④ 唾液分泌异常：患侧口角可能会流口水。

⑤ 感觉异常：可能伴有面部麻木或刺痛感。

▶ 避免受冻

用围巾或帽子保护患侧面部，避免受风受凉，减少神经血管痉挛。

▶ 保持眼部湿润

面瘫可导致患侧眼睛无法完全闭合，长时间暴露容易引起角膜干燥和感染。因此，可戴防护眼罩，定期使用人工泪液或涂抹眼膏，保持眼部湿润。

▶ 物理治疗

在医生指导下，可对面部进行局部热敷、按摩等，促进血液循环，以及进行适当的面部肌肉锻炼，如抬眉、闭眼、吹口哨等动作。

▶ 立即就医

一旦发现上述症状，应立即前往医院神经内科就诊，以排除其他严重疾病引起的面瘫，并接受专业治疗。

急救须知 FIRST AID INSTRUCTIONS

☒ **避免延误**：面瘫虽不直接危及生命，但早期治疗对康复至关重要，切勿拖延就医。

☑ **谨慎用药**：不要自行购买和使用未经医生确认的药物，以免加重病情或产生不良反应。

☑ **饮食调整**：患者应保持饮食清淡，避免食用辛辣刺激性食物和接触烟酒等刺激性物质。

☑ **口腔护理**：因颊肌瘫痪，食物易滞留患侧牙齿，因此，进食后应及时漱口清理患侧颊齿间的食物残渣。

☑ **稳定患者情绪**：患者多因突然患病产生焦虑、恐惧、紧张等情绪，要耐心向患者解释，多数面瘫预后良好，可在发病后的 6 个月内恢复。

急救小百科

如何预防突发面瘫？

● 避免冷风直吹

尤其在冬季，外出时应佩戴口罩或围巾，保护面部免受冷风侵袭。

● 驾驶安全

注意保护头部和面部，避免发生颞骨骨折等可能损伤面部神经的外伤。

● 增强体质

保持规律的作息和适量的运动，提高身体免疫力。

● 合理饮食

均衡摄入营养物质，多吃富含维生素和矿物质的食物，如新鲜蔬果、全谷类食物等。

● 预防患病

感冒是面瘫的常见诱因之一，应注意保暖及个人防护，及时治疗感冒、咳嗽等上呼吸道感染疾病。

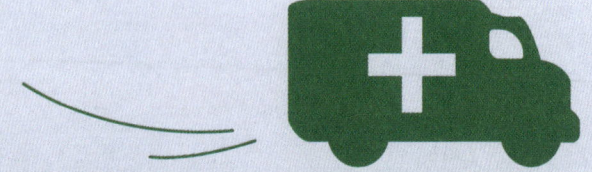

02

呼吸系统结构复杂，充满了分支和细微结构，宛如一座错综复杂的迷宫。其功能精细，从鼻腔开始，空气经过鼻道、鼻窦等"暗道"和"密室"，再经过气管、支气管，最终到达肺泡。在这一过程中，空气被加温、加湿、过滤，同时与血液进行气体交换，为人体源源不断地输送氧气，排出代谢的废气，维持着生命的循环不息。

人体的迷宫——
呼吸系统

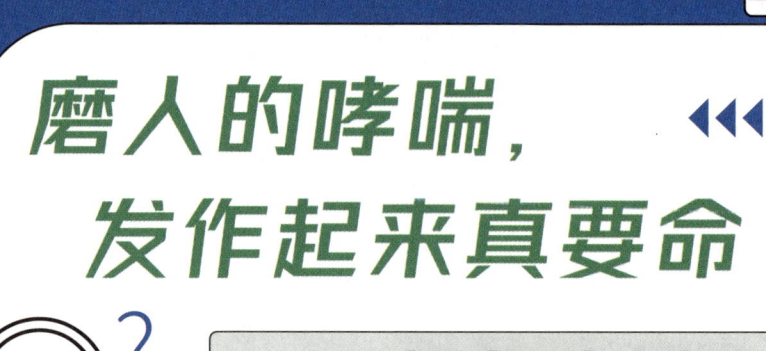

哎喘是一种常见的慢性呼吸道疾病，其特点是气道炎症和气道高反应性，常见症状是呼吸困难、胸闷或咳嗽等。根据诱发因素的不同，哮喘可分为外源性哮喘、内源性哮喘和混合性哮喘。外源性哮喘多由接触过敏原引起，如尘螨、花粉、油漆等；内源性哮喘与呼吸道感染、天气、运动、情绪等因素有关；混合性哮喘存在以上两种因素。

急救处置 EMERGENCY RESPONSE

▶ 远离危险环境和过敏原

立刻远离可能导致哮喘发作的过敏因素，如食物、花粉、环境污染物，甚至某些药物。

▶ 调整呼吸与体位

1 — 帮助患者解开衣扣，松开裤带，减轻胸部和腹部的压力。

2 — 让患者采取坐位，身体稍微向前倾，这样有助于吸入更多的新鲜空气，并有利于痰液的排出。

3 — 引导患者尝试深呼吸，以放松紧张的呼吸肌肉，缓解呼吸困难。

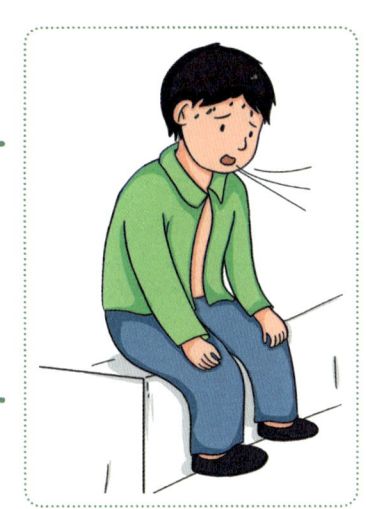

▶ 安抚患者情绪

哮喘发作时的呼吸困难会使患者情绪紧张，感到恐慌，此时家属的安抚和支持非常重要。家属应保持冷静，用轻柔的声音与患者交流，解释病情和治疗措施，以缓解其紧张情绪。

▶ 使用急救药物

尽快使用随身携带的快速缓解药物，如硫酸沙丁胺醇吸入气雾剂或硫酸特布他林片等，以改善支气管痉挛症状，缓解呼吸困难。

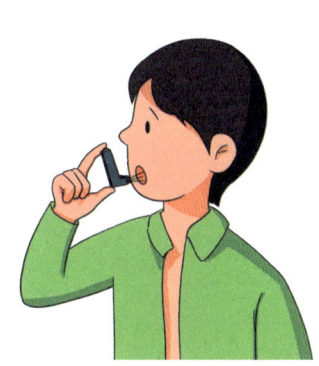

▶ 吸氧

如果条件允许，应尽快吸氧。可以通过鼻导管或面罩供给氧气，以缓解呼吸道堵塞导致的通气不足和呼吸困难。

急救须知 FIRST AID INSTRUCTIONS

☒ **不要忽视轻微症状**：哮喘的急性发作往往从轻微症状开始，如咳嗽、胸闷等。患者和家属应密切关注这些症状，及时采取应对措施，避免病情恶化。

☒ **避免剧烈运动**：当哮喘发作时，气道已经处于高反应状态，剧烈运动会加重气道痉挛，导致病情恶化。因此，患者应保持安静，尽量休息，避免从事体力消耗过大的活动。

☒ **避免情绪紧张与激动**：情绪波动会导致交感神经兴奋，进而加重哮喘症状。患者应尽量保持冷静和放松，避免过度焦虑或恐慌。

☒ **不要紧闭门窗**：紧闭门窗会导致室内空气不流通，加重胸闷、气喘等症状。因此，在保持室内清洁的同时，应适当开窗通风，确保空气流通。

急救小百科

哮喘该如何预防?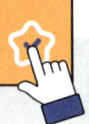

● 避免接触过敏原

哮喘患者应避免接触已知的过敏原,如花粉、尘螨等。应定期打扫房间,保持室内清洁。

● 规律用药

哮喘患者需要遵医嘱规律使用控制药物,以减少气道炎症和降低哮喘发作的风险。还要随身携带快速缓解药物,以备不时之需。

● 加强锻炼

适当的体育锻炼能够提高身体素质,增强免疫力。哮喘患者可选择适合自己的运动方式,如散步、游泳等,避免剧烈运动和长时间暴露在寒冷环境中。

● 定期复查

哮喘患者应定期到医院复查,评估病情并调整治疗方案。医生会根据患者的具体情况制订个性化的预防和治疗方案。

遇到"咯血"就紧张，处置方法与须知全攻略

看完就懂了！

咯血是指喉及喉部以下的呼吸道或肺部血管破裂，血液随咳嗽由口腔排出的症状。咯血可能由多种原因引起，如感染、肿瘤、血管病变等。

急救处置 EMERGENCY RESPONSE

▶ 体位调整

出血部位明确者，让患者采取患侧卧位，避免血液流入健侧肺。呼吸困难者，可取半卧位。

▶ 保持呼吸道通畅

咯出的血液可能会堵塞呼吸道，甚至造成窒息。应使用干净的纸巾或纱布轻轻擦拭患者口腔内的血液，以保持呼吸道通畅。

▶ **止血处理**

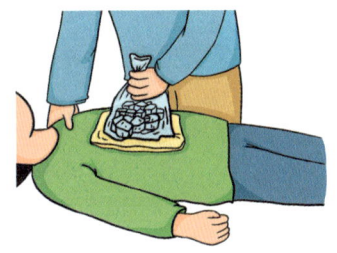

对于大量咯血的患者，可以尝试使用冰袋或冷毛巾敷于胸部，以收缩血管，减少咯血。但请注意，这种方法仅作为辅助手段，不能替代专业医疗救治。

▶ **大咯血窒息紧急处理**

当患者感到胸闷、憋气，两眼凝滞，咯血突然不畅、停止，或见暗红色血块等，提示发生窒息。应立即将患者取头低脚高俯卧位，拍背，迅速排出积血，头部后仰，颜面向上，尽快清理口腔内积血，并取出假牙，有条件给予氧气吸气。

急救须知 FIRST AID INSTRUCTIONS

[✗] **不要盲目使用止血药**：因为某些止血药物可能会加重病情或导致不良反应。应在医生的指导下使用止血药物，并确保药物剂量和用法正确。

[✗] **避免不必要搬动**：咯血患者应尽可能卧床休息，大咯血患者要求绝对卧床，避免活动，以免加重出血。

[✓] **及时拨打急救电话**：咯血是一种紧急情况，需要尽快寻求专业医疗救助。在采取急救措施的同时，应拨打急救电话，告知患者病情和所在位置，以便急救人员尽快赶到现场进行救治。

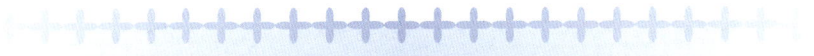

急救小百科

 咯血该如何预防？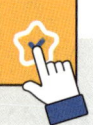

急救处置只是应对咯血症状的临时措施，而预防咯血的发生更为重要。

● 积极治疗原发病

咯血往往由其他疾病引起，如肺结核、支气管扩张等。因此，积极治疗原发病，控制病情发展，是预防咯血的关键。

● 避免吸烟

吸烟是导致咯血的重要因素之一，香烟中的有害物质会损害呼吸道黏膜，增加咯血的风险。因此，应严格戒烟，避免吸入二手烟，以降低咯血的发生率。

● 定期体检

定期体检可以及时发现可能导致咯血的疾病，如肺部疾病、心血管疾病等。通过早期发现和治疗，可以有效控制病情，降低咯血的风险。

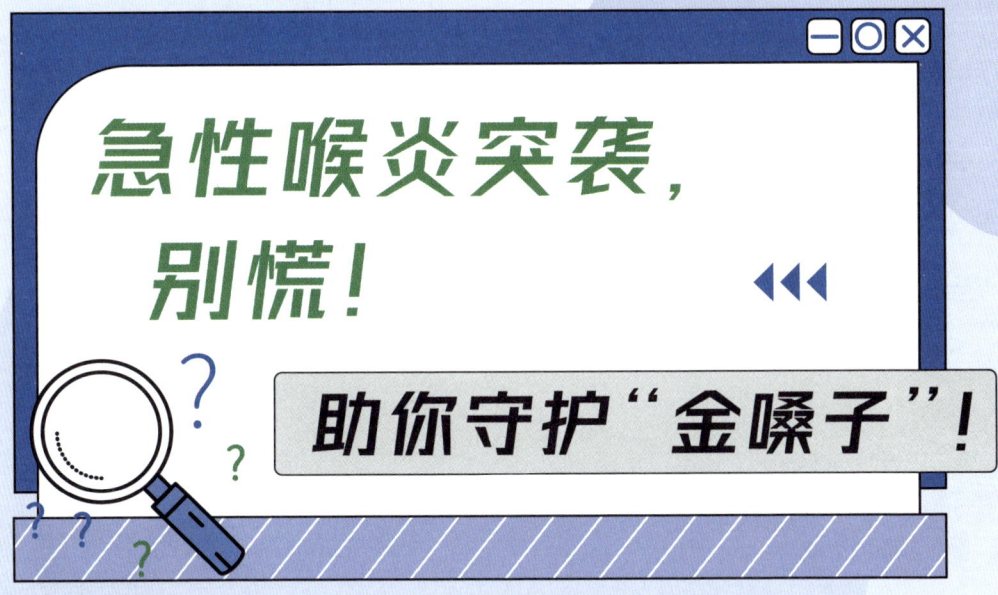

急性喉炎是喉部黏膜的一种急性炎症，通常由感染、用声过度或吸入刺激性物质引起。其症状包括喉部疼痛、声音嘶哑、咳嗽及呼吸困难等。

急救处置 EMERGENCY RESPONSE

▶ **合理用嗓**

急性喉炎患者应避免过度用嗓，以免加重喉部负担。在家中，家属应提醒患者保持安静，避免大声说话或唱歌。如果需要与他人交流，患者可以尝试使用手势、表情等方式来表达自己的意思。

▶ **湿润喉部**

患者饮用温开水或温盐水，有助于湿润喉部，减轻疼痛和不适感；也可以使用加湿器，保持室内空气湿润。

▶ **局部冷敷**

患者使用冷敷物（如冰袋或冷毛巾）轻轻敷在喉部，有助于减轻喉部肿胀和疼痛。但请确保冷敷物不直接接触皮肤，以免冻伤。

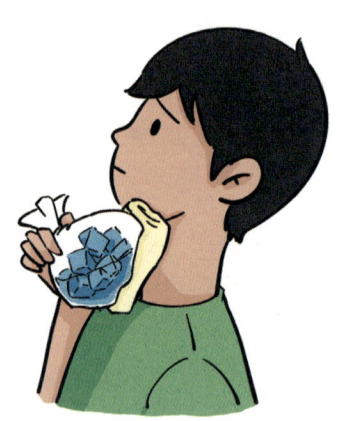

▶ **正确使用药物**

在医生的指导下，患者可以使用一些抗炎药物或局部喷雾剂来缓解喉部炎症和疼痛。但需注意，患者应遵循医生的建议使用药物，不要自行购买和使用，以免造成药物不良反应。

急救须知 FIRST AID INSTRUCTIONS

[x] **避免刺激**：患者应避免吸烟、喝酒及食用辛辣、刺激性食物，以免加重喉部炎症和疼痛。

[x] **避免用力清嗓**：患者常因喉部不适而试图用力清嗓，这样只会加重喉部黏膜的损伤和炎症。应引导患者通过喝水、含润喉糖等方式来缓解喉部不适。

[x] **不要自行使用抗生素**：抗生素是治疗细菌感染的有效药物，但并非所有急性喉炎都是由细菌感染引起的。自行使用抗生素不仅可能无效，还会导致菌群失调、药物过敏等不良反应。因此，在使用抗生素前应向医生进行咨询。

[x] **不要盲目追求快速止咳**：急性喉炎患者常伴有咳嗽症状，但盲目追求快速止咳可能会掩盖病情，甚至导致痰液无法排出而加重感染。患者应根据医生的建议，使用合适的止咳药物或采取其他措施来缓解咳嗽。

[✓] **及时就医**：急性喉炎的病情可能会发展迅速，尤其是当患者出现呼吸困难、喉鸣音等严重症状时，应立即就医。就医过程中，患者应保持冷静，积极配合医生的检查和治疗。

急救小百科

急性喉炎如何预防？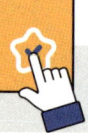

预防急性喉炎的方法主要包括以下几个方面。

● 避免接触感染源

①在感冒流行期间尽量减少外出，如需外出应佩戴口罩，避免与他人近距离接触。

②注意个人卫生，勤洗手，避免用手触摸口、鼻、眼等部位，这有助于减少病毒和细菌的传播。

● 避免过度使用声带

注意保护声带，避免长时间大声说话或唱歌，尤其是在干燥、寒冷或受到污染的环境中。

● 积极治疗呼吸道疾病

如出现感冒、咳嗽等症状，应及时就医并遵循医生的建议进行治疗，这有助于预防急性喉炎的发生。

急性上气道阻塞如何处理?

关键时刻用得上!

急性上气道阻塞是一种紧急医疗状况,它可由异物吸入、过敏反应、喉部肿胀等多种原因引起。当气道被阻塞时,患者可能无法有效呼吸,进而危及生命。

急救处置 EMERGENCY RESPONSE

▶ **海姆立克急救法与胸部冲击法**

对于意识清醒的成人或儿童,如果怀疑有异物阻塞气道,可以尝试使用海姆立克急救法。

海姆立克急救法(腹部冲击法):
① 站在患者身后,双臂环绕其腰腹部。

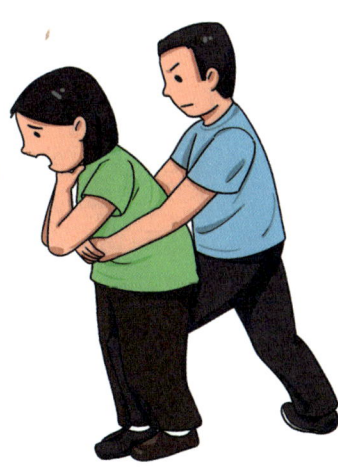

② 一只手握拳，拇指侧抵着患者腹部正中线肚脐上方两横指处。

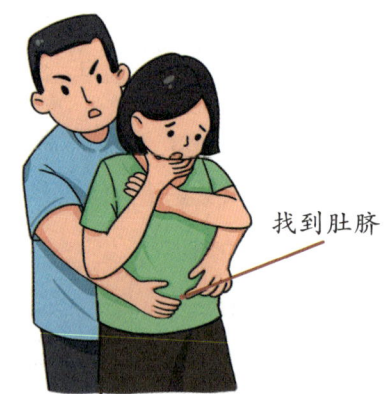

找到肚脐

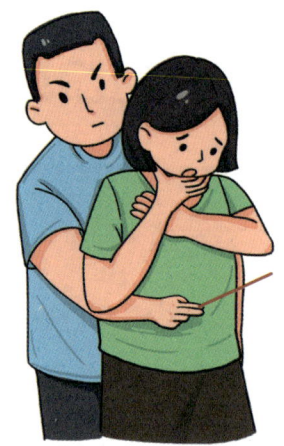

"剪刀"
在肚脐上方
两横指处

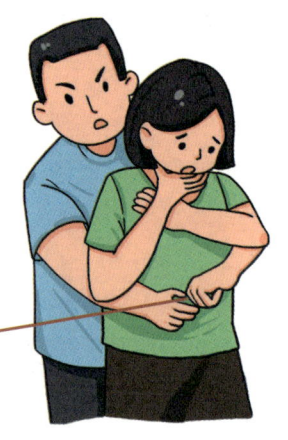

"石头"
左手拇指向内握拳放
于右手两横指上方

③ 另一只手包住握拳的手，向上向右快速冲击腹部，反复进行直至异物排出。

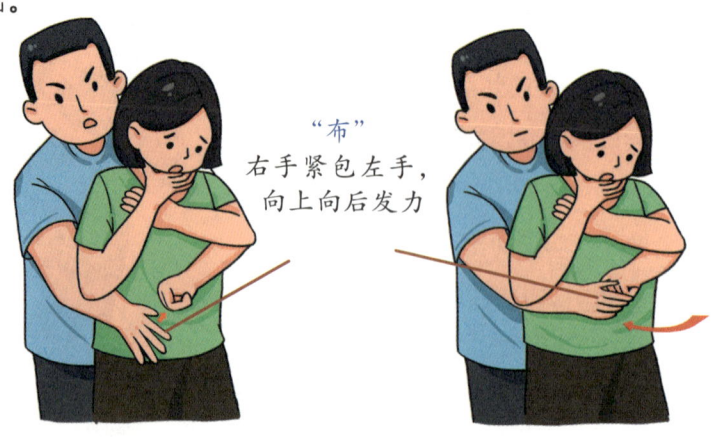

"布"
右手紧包左手，
向上向后发力

对于婴儿，应采用胸部冲击法：

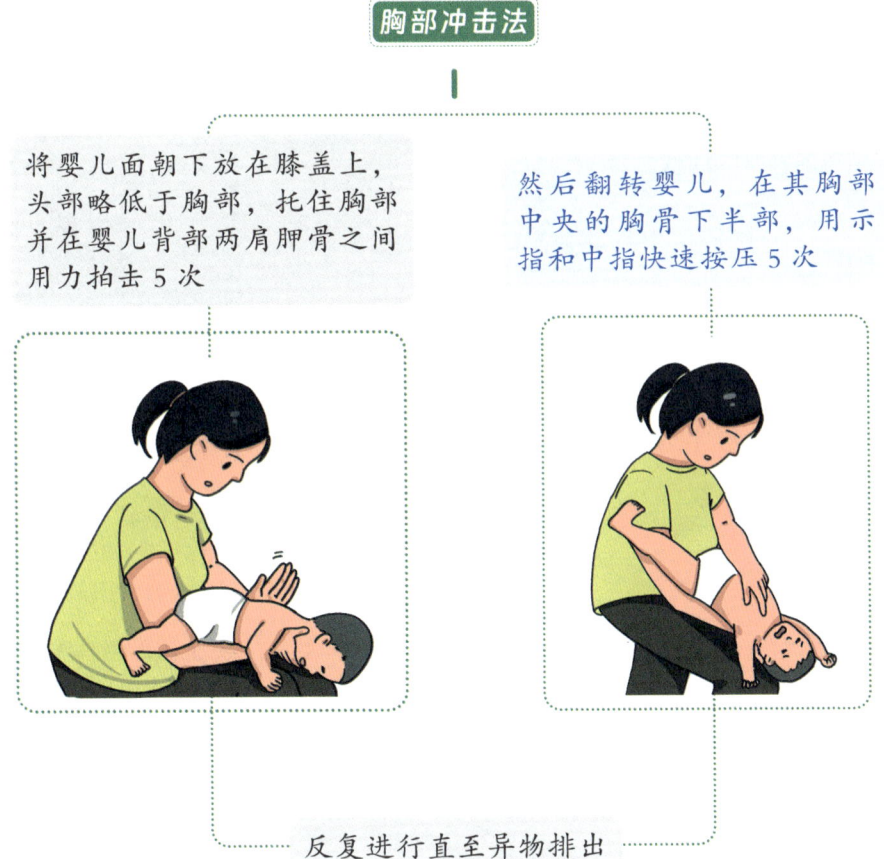

反复进行直至异物排出

▶ 保持呼吸道通畅

如果怀疑是喉部肿胀或过敏反应导致的上气道阻塞，应协助其保持呼吸道通畅。可以尝试让患者前倾，张开嘴巴，以便更好地呼吸。如果患者穿着紧身衣物、佩戴领带等，应迅速解开，以减少对气道的压迫。

▶ 使用急救药物

如果患者因过敏反应导致上气道阻塞,且随身携带肾上腺素自动注射器,应立即按说明书使用。这有助于迅速缓解过敏反应和气道肿胀的症状。

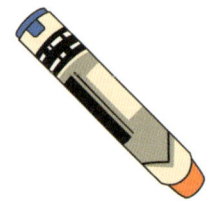

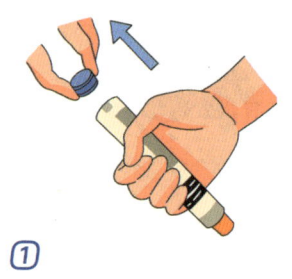

① 拔出蓝色安全盖

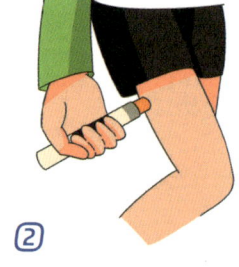

② 将注射器的橙色端抵住大腿外侧,用力按下注射器。听到或感到"卡"声后保留3秒钟

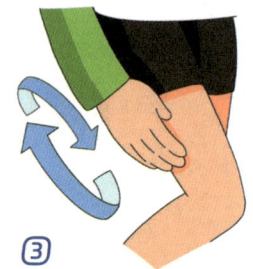

③ 按摩注射部位10秒钟

▶ 拨打急救电话

在进行急救的同时,应立即拨打120,通知医护人员前来救援,并应提供患者的详细情况、症状,以及所在位置,便于医护人员尽快到达并提供专业救治。

急救须知 FIRST AID INSTRUCTIONS

[X] **避免用力推压胸部或喉咙**：非专业人士可能误以为用力推压胸部或喉咙有助于异物排出，但实际上这种做法可能会加重上气道阻塞，甚至导致气管或食管受损。因此，应避免采取此类措施。

[X] **不要盲目进行口对口呼吸**：对于急性上气道阻塞患者，口对口呼吸无法使空气有效进入肺部，反而加重患者的窒息感。因此，除非患者同时心搏骤停，否则不要盲目进行口对口呼吸。

[X] **不要随意搬动患者**：在急救过程中，应尽量保持患者稳定，不要随意搬动。搬动患者可能导致异物移位或加重上气道阻塞，增加救治难度。

[X] **不要给患者喂食或喂水**：在患者上气道阻塞的情况下，喂食或喂水可能加重阻塞，甚至导致窒息。因此，在急救过程中，应避免给患者喂食或喂水。

[✓] **保持冷静，不要惊慌失措**：在面对急性上气道阻塞的紧急情况时，保持冷静至关重要。惊慌失措可能导致操作失误或延误救治。因此，在进行急救时，非专业人士应尽量保持冷静，按照正确的步骤进行操作。

急救小百科

如何预防急性上气道阻塞?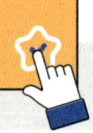

急性上气道阻塞是一种危急状况,需要我们迅速而准确地采取急救措施。除此之外,预防急性上气道阻塞同样重要。

● 避免误吸异物

注意饮食安全,避免在进食时大笑、说话或奔跑。对于儿童,应避免喂食过小的、过硬的或易碎的食物,以免误吸。

● 识别并避免接触过敏原

对于已知的过敏原,应尽量避免接触。如花粉过敏者,在花粉季节应尽量减少户外活动;食物过敏者,应避免食用过敏食物。

● 及时治疗呼吸道疾病

喉炎、扁桃体炎等呼吸道疾病可能导致喉部肿胀,进而引发急性上气道阻塞。因此,一旦出现这些症状,应及时治疗。

肺真的能"气炸"，得了气胸怎么办？

别不当回事！

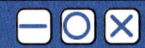

气胸是指气体进入胸膜腔，造成积气状态，故称为气胸。多因胸壁伤口穿破胸膜，胸膜腔与外界相通，外界空气进入，或靠近肺表面的肺泡破裂，空气进入胸膜腔。气胸起病急骤，病情严重者可危及生命。

急救处置 EMERGENCY RESPONSE

▶ **识别气胸的症状**

气胸的典型症状包括突发的一侧胸痛、呼吸困难，以及患侧胸部饱满等。一旦出现这些症状，应立即怀疑气胸的可能并尽快采取急救措施。

▶ **保持安静，限制活动**

避免任何剧烈运动或活动，以减少胸腔内气体的增加，防止病情进一步恶化。同时，安慰患者，使其保持冷静，以减轻身体的应激反应。

▶ **采取半卧位或患侧卧位**

让患者上半身稍微抬高，采取半卧位，有助于减轻呼吸困难的症状。也可让患者采取患侧卧位，即患侧朝下，健侧朝上，以减少患侧胸腔内的气体压迫。

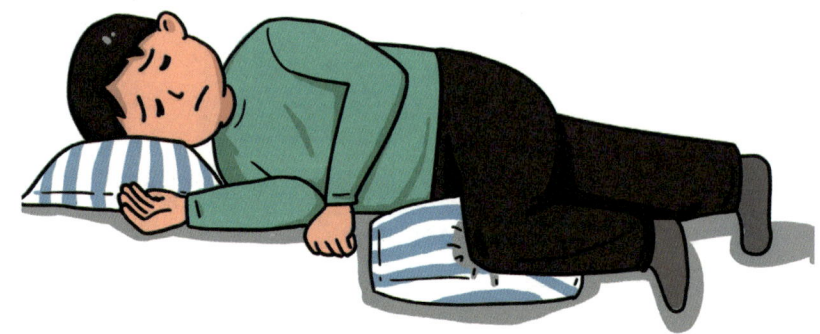

▶ **给予氧气吸入**

如有条件，应立即给予患者高流量的氧气吸入，以缓解其呼吸困难。应根据患者的具体情况适当调整氧气流量，确保氧气供应充足。

▶ 拨打急救电话

在进行初步急救的同时,应立即拨打120,通知医护人员前来救援。

▶ 穿刺排气

若患者表现为进行性呼吸困难、发绀、烦躁不安等明显症状,应怀疑压力性气胸的可能。当发生压力性气胸时,气体可以进入胸膜腔,但不能排出。气体随每次吸气进入胸膜腔,导致胸膜腔内的压力越来越高,压迫肺部,进而造成肺不张。

对于压力性气胸,在无法紧急送医的情况下,可以在医生的指导下尝试穿刺排气。

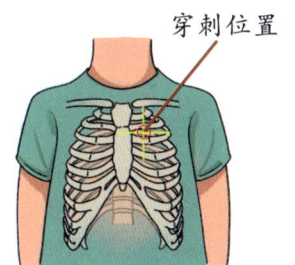

穿刺位置

① 穿刺位置通常选择在患侧锁骨中线第2肋间。因为气体的密度较小,气体聚集在肺尖部,从此处穿刺可以将气体排出。

② 使用消毒过的针头(如注射器针头)或尖锐的工具,在选定位置进行穿刺。

在穿刺过程中,应确保患者处于稳定状态,避免剧烈活动或咳嗽,以免影响穿刺操作,进而损伤肺组织。

在穿刺成功后,气体从胸膜腔内排出,患者的呼吸困难症状会得到一定程度的缓解。

急救须知 FIRST AID INSTRUCTIONS

[X] 避免用力按压或拍打胸部：非专业人士不要尝试用力按压或拍打患者的胸部，这可能会加重气胸症状或导致其他并发症。

[X] 不要随意移动患者：在急救过程中，除非情况紧急（如患者处于危险环境中），否则应尽量保持患者的身体稳定，避免随意移动。

[X] 不要给患者服用不明药物：在没有明确医嘱的情况下，不要给患者随意服用任何药物。

[✓] 注意穿刺操作的安全性：在进行穿刺排气时，务必确保操作环境清洁，做好物品消毒工作，避免感染。操作时要稳定、准确，避免损伤肺组织或其他重要结构。

[✓] 穿刺位置准确：不要在肋骨上缘穿刺，以免损伤肋间神经和血管。

◂◂◂ 急救小百科

如何预防气胸？

预防总是胜于治疗，对气胸的预防，我们需要从日常生活做起。

● 积极治疗肺部疾病

　　肺部疾病是气胸的主要诱因之一，因此应积极治疗慢性阻塞性肺疾病、肺炎等肺部疾病，以降低气胸的发生率。

● 避免吸烟和有害物质的吸入

　　吸烟和吸入有害物质均会对肺部造成损伤，进而增加罹患气胸的风险。因此，戒烟并避免吸入二手烟、有害气体等是预防气胸的重要措施。

● 加强肺部锻炼

　　通过一些简单的肺部锻炼，如深呼吸、扩胸运动等，可以有效地提高肺部功能，增强肺部的抵抗力，从而预防气胸的发生。

　　深呼吸的具体操作方法是先深吸一口气，然后尽可能慢地呼出，反复进行多次。每天都可以进行这样的训练，逐渐提高肺活量，从而减少气胸的发生。

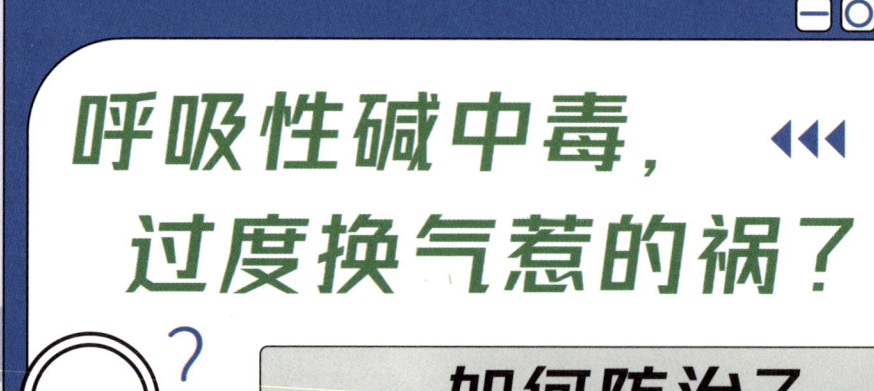

呼吸性碱中毒，过度换气惹的祸？如何防治？

呼吸性碱中毒，是由于过度换气导致体内二氧化碳排出过多，使血液中碳酸氢根离子浓度相对减少，呈现血液偏碱性的一种状态。在正常情况下，呼吸系统是通过调节呼吸频率和深度来维持血液中的酸碱平衡，而如果这个平衡被打破，就可能出现不适。

急救处置 EMERGENCY RESPONSE

▶ 自我判断

症状表现：呼吸急促、麻木（尤其是指尖和嘴唇周围）、头晕目眩、心悸、肌肉痉挛（特别是手部和脚部）。

如果在出现不适症状之前，经历了情绪上的大幅波动（如愤怒、恐惧、焦虑）、剧烈运动或是长时间处于高压状态，那么很大可能是发生了呼吸性碱中毒。

▶ **急救步骤**

呼吸性碱中毒的症状通常在过度换气后迅速出现,并可能随着呼吸的恢复而有所缓解。但如果症状持续不减或加重,则应采取急救措施。

慢而深地呼吸:找一个安静的地方坐下或躺下,闭上眼睛,放松全身。通过鼻子缓慢吸气,吸气时尽量让腹部隆起,而不是胸部;然后慢慢呼气,呼气时腹部回落。重复这个过程,每次吸气和呼气都尽量延长至5~7秒。

1. 深呼吸法

纸袋呼吸法:如果深呼吸无法有效缓解不适,可以找一个干净的纸袋或塑料袋,套在口鼻上,然后按照上述方法进行深呼吸。这样做可以增加呼出的二氧化碳被重新吸入的比例,有助于恢复血液中的酸碱平衡。

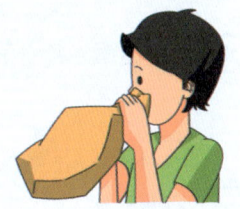

2. 心理安抚

呼吸性碱中毒往往与情绪紧张、焦虑密切相关。因此,在自救的同时,也要学会自我安抚,告诉自己"我没事",并尝试通过冥想、听轻音乐等方式放松心情。

3. 求助他人

如果症状严重,自我调整仍无法缓解,应及时向身边的人求助,或拨打急救电话,告知医生你的症状和所采取的急救措施,以便获得进一步的专业指导。

急救须知 FIRST AID INSTRUCTIONS

☒ 不要紧张：面对突发的身体不适，保持冷静至关重要。紧张只会加快呼吸频率，从而加重身体症状，影响自救效果。

☒ 避免错误操作：不要憋气或故意减少呼吸次数，这同样会干扰正常的呼吸节律，不利于恢复。

☒ 避免错误治疗：不要擅自服用任何药物，除非是在专业医生的指导下。

☑ 正确呼吸：确保呼吸方式正确，不要过度用力或过于急促地呼吸，以免加重呼吸性碱中毒。

☑ 正确使用纸袋呼吸法：使用纸袋呼吸法时，要确保纸袋干净，且不要完全封闭口鼻，以防缺氧。

☑ 观察变化：在进行急救的同时，要密切观察自己的症状变化。如果症状持续加重或出现新的不适症状时，应立即停止当前方法，寻求更专业的帮助。

急救小百科

预防呼吸性碱中毒有哪些措施？

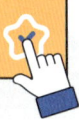

● 学会管理情绪

① 呼吸性碱中毒往往与情绪波动有关。因此，学会有效的情绪管理技巧，如深呼吸、冥想、瑜伽等，有助于在紧张或焦虑时保持冷静。

② 寻求专业的心理咨询或治疗，解决长期存在的心理问题，也是预防呼吸性碱中毒的重要一步。

● 适度运动

适度的运动有助于增强体质，提高心肺功能。

● 避免诱因

识别并尽量避免可能诱发呼吸性碱中毒的因素，如长时间处于高热环境、过度劳累、情绪剧烈波动等。

● 定期体检

定期进行身体检查，特别是心肺、中枢神经系统的检查，有助于及时发现并治疗潜在疾病。

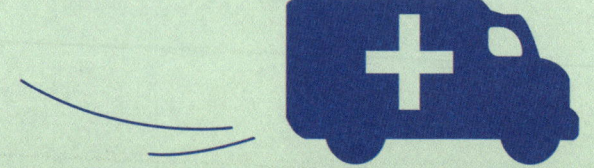

03

循环系统由心脏这一强大泵站与错综复杂的血管网络共同构成，它负责将氧气、营养物质等必需物质运送给全身各处的细胞，同时又将细胞代谢产生的废物如二氧化碳等收集起来，运往肺和肾等器官进行排出。这个连续不断的循环过程，确保了人体各项生命活动的正常进行，是维持生命活动正常进行的重要生理机制。

人体的运输线——循环系统

血压突然升高，当心！
学会这些应对措施！

血压突然升高（高血压急症）是指短时间内血压急剧升高，通常表现为收缩压超过 180 mmHg 或舒张压超过 120 mmHg，同时伴有重要靶器官损害。高血压急症的发作十分凶险，若不及时救治，极可能导致永久性的器官损伤，甚至在短期内危及患者生命。

急救处置 EMERGENCY RESPONSE

▶ 立即停止剧烈活动并静息

当血压突然升高时，需要立即停止一切剧烈的身体活动，避免血压进一步升高。找一个相对安静舒适的环境让患者坐下或平躺，有助于稳定血压，防止摔倒。

▶ 监测血压与症状

测量血压，并确定具体数值，了解血压升高的程度，同时询问和观察患者是否伴有头痛、眩晕、胸痛、恶心、呕吐、视力模糊、心慌等症状，这些症状可以反映高血压对各个器官的影响程度。

▶ 情绪稳定与放松

紧张和焦虑会使血压进一步升高，深呼吸、冥想等方式可以帮助患者缓解紧张情绪，减轻身心压力，对于降低血压也有一定辅助作用。

▶ 初步自我管理

若患者血压在短时间内极高并伴有明显症状，且之前已经确诊高血压，可以在医生的指导下临时口服短效降压药物，如硝苯地平舌下含片或卡托普利片（需注意药物禁忌证和不良反应）。

如果患者同时伴有心率加快，可以考虑使用 β 受体阻滞剂（如倍他乐克），这类药物既可以减慢心率，也可以辅助降低血压。

▶ 紧急求助与就医

若血压未能在半小时内降至安全水平（150/100 mmHg 左右），或患者出现严重症状（如剧烈头痛、意识模糊、胸痛等），应立即拨打急救电话，将患者送往最近的医疗机构。医生会根据患者的具体情况，采用静脉注射药物等方式降压，同时密切监测心电图和其他生命体征。

急救须知 💡 FIRST AID INSTRUCTIONS

☒ **避免错误治疗**：有些人误以为当血压急剧升高时，必须立即将血压降至正常范围，这是一种错误行为。高血压急症时，应以平稳降压为目标，逐步得将血压降至正常范围，防止血压快速下降导致脑、心、肾等重要器官灌注不足。

☑ **准备好相关信息**：准备好患者平时使用的药物清单，特别是降压药物，以及既往病史，方便急救人员了解情况。家庭成员可以在一旁安抚患者，提供精神支持。

☑ **遵从专业指导**：在急救人员抵达现场之前，按照电话指导行事，避免因为错误用药或过快降低血压导致更严重的后果。当救护车到达后，配合急救人员的工作，提供患者的所有相关信息。

急救小百科

如何管理高血压？

高血压急症的发病与患者未坚持规律服用降压药等诱因密切相关。

高血压急症的诱发因素

- 擅自停用降压药或未按医生的指导规律服用降压药
- 服用了影响降压药效果的药物，比如非甾体抗炎药、类固醇、免疫抑制剂等
- 服用了具有拟交感活性的药物，如可卡因、麦角酸二乙酰胺和安非他命等
- 遭遇严重的外伤或接受手术治疗
- 经历急、慢性疼痛
- 急性感染
- 急性尿潴留
- 情绪上的波动，如精神紧张或惊恐
- 对伴随的危险因素如吸烟、肥胖、高脂血症和糖尿病等控制不当

预防胜于治疗，形成健康的生活模式，积极进行自我管理是预防高血压急症的关键。

● **优化生活习惯**

①低盐饮食：每日食盐摄入量控制在6克以内，减少食物中的隐形盐摄入，多吃富含钾、钙、镁的新鲜果蔬和全谷类食品，有助于控制血压。

②减轻体重：超重和肥胖是高血压的形成因素之一，通过合理饮食和规律运动减轻体重，可以有效预防高血压。

③有氧运动：每周至少进行150分钟中等强度的有氧运动，如步行、游泳、骑自行车等，有助于降低血压，增强心肺功能。

④戒烟限酒：烟草中的尼古丁会导致血管收缩，酒精则可引起交感神经兴奋，心率增快，两者都会明显增加高血压的风险。

● **合理用药**

严格按照医生的指导服用降压药物，不要随意增减药量或停药。定期复诊，根据血压控制情况及时调整治疗方案。避免使用可能导致血压升高的药物，如非甾体抗炎药、某些激素类药物等，若必须使用，应在医生指导下进行。

● **控制并发症**

对于糖尿病、高血脂、肥胖等与高血压相关的慢性疾病，要加强控制，以免病情加重诱发高血压急症。

● **应对特殊情况**

在季节交替、气候变化、旅行、生病等特殊时期，更要关注血压变化，提前做好预防工作。日常生活中应避免情绪过于激动，保持情绪稳定，因为情绪波动也是导致血压突然升高的重要因素。

● **规律监测血压**

有高血压的患者，可购买家用血压计进行日常监测并进行记录，一般每天测量 1～2 次，尤其在更改生活方式或药物治疗后，要及时跟踪血压变化。可以制作血压记录表进行记录。

姓名 _____　性别 _____　年龄 _____　　**血压记录表**

日期	晨起				中午				晚上			
	时间	高压	低压	心率	时间	高压	低压	心率	时间	高压	低压	心率
2/24	07:00	140	90	75								
/												
/												
/												
/												
/												
/												
/												
/												
/												
/												
/												
/												
/												

休克是什么？危及生命！紧急救援这么做！

休克，这个词听起来有些陌生，但实际上它在日常生活中并不罕见，这种情况一旦发生，如果没有及时得到救治，可能会带来严重的后果，甚至危及生命。当身体处于休克状态时，各个器官的功能都会受到影响，尤其是心脏、大脑等重要器官。长时间缺氧和营养不足会导致器官功能衰竭，甚至引发不可逆的损伤。面对休克，我们必须要有充分的认识和警惕。

急救处置 EMERGENCY RESPONSE

▶ 休克判断

判断患者是否出现休克症状，如脸色苍白、皮肤湿冷、出冷汗、呼吸急促、心率加快、意识模糊或意识丧失等。

▶ 体位调整

让患者平躺在硬板床或地面，双腿抬起，脚踝处垫软枕或折叠的衣物，使下肢抬高 15°～30°，头部稍低，以促进血液回流至心脏，增加心排血量，保证脑部供血充足。

▶ 保持呼吸道通畅

检查患者的口腔和鼻腔，如有呕吐物、痰液或异物，应轻轻擦拭清理，避免气道堵塞。对于昏迷的患者，应将其头偏向一侧，防止呕吐物被吸入气管而引发窒息。若患者无自主呼吸或呼吸微弱，可进行人工呼吸或心肺复苏术（CPR）。

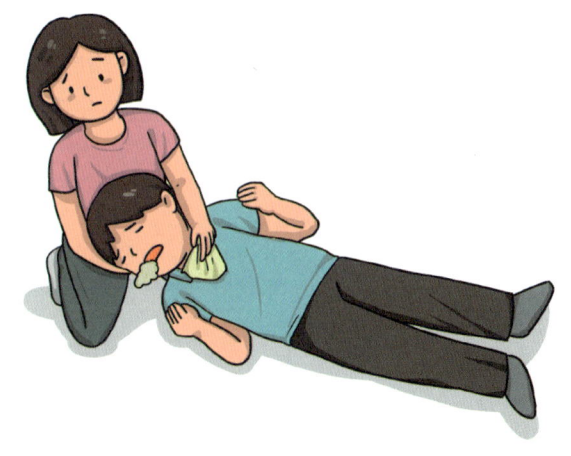

▶ 保暖与止血

为患者添加衣物或毛毯（在冷天或潮湿环境中），防止其体温过快丢失，减轻因低温引发的血管收缩，以维持较好的血流灌注。如果休克是由明显的出血导致，应立即采取措施，用手帕、绷带或干净布料对伤口进行直接压迫，控制出血。

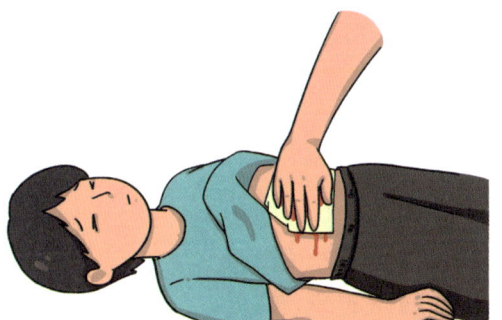

急救须知 FIRST AID INSTRUCTIONS

☒ **禁食禁水**：一旦出现休克症状，不要给患者喂任何食物，因为患者容易出现呛咳，导致呼吸困难。

☑ **评估环境与风险**：在实施急救前，应快速评估周围环境，移除可能对患者或急救人员构成威胁的物品，避免在危险的环境下进行施救，如交通繁忙路段、火灾现场等。

☑ **避免不必要的搬动**：在患者遭受严重创伤，特别是有骨折、脊柱损伤风险的情况下，搬动患者时必须极为谨慎。搬动不当可能会加重现有损伤，比如脊髓损伤可能导致永久性残疾，骨折部位的移动则可能导致内出血加剧。

> **Tips** 在怀疑有脊柱损伤的情况下，遵循"脊柱保护原则"，尽量避免直接翻动或转动患者。如有必要搬动，应多人协作，保持患者身体呈直线，尽量整体搬动，避免扭曲或旋转其脊柱。

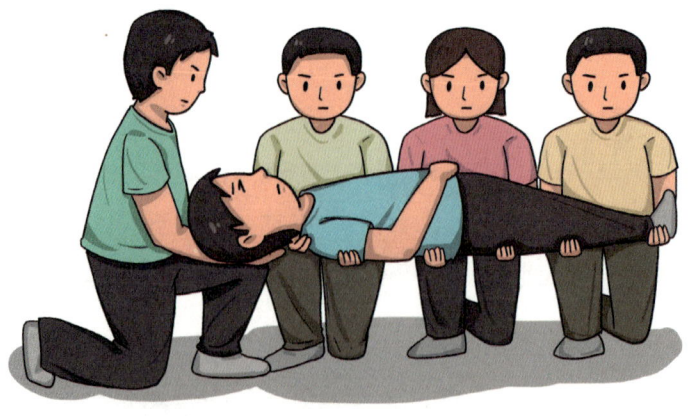

急救小百科

如何预防休克?

根据发病原因不同,休克可分为失血性休克、烧伤性休克、创伤性休克、脓毒症休克、过敏性休克、心源性休克、神经源性休克等。其中最常见的是失血性休克,例如由车祸、妊娠大出血、外伤等造成的血容量快速减少引起的休克。

避免各种诱因,能有效预防休克。

● **控制慢性疾病**

对于患有高血压、糖尿病、心脏病等慢性疾病的患者,需遵医嘱规律用药,定期监测血压、血糖、血脂等指标,使之保持在正常范围内,避免由此引发心源性休克。同时,保持良好的生活习惯,如低盐低糖饮食、规律锻炼、戒烟限酒等。

● **注意个人卫生**

勤洗手,避免接触传染病源。如出现发热、咳嗽、腹痛等感染症状时,应及时就医,尽早诊断并治疗,以避免感染扩散导致的感染性休克。

● **补充水分及维持电解质平衡**

在高温环境下或剧烈运动后,以及腹泻、呕吐频繁的患者,除了补水,还要补充电解质,必要时可口服补液盐或静脉补液。

心绞痛来袭，身体这些特点藏不住！

千万要谨记！

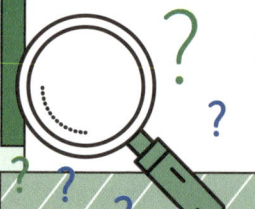

心绞痛是一种常见的心脏疾病症状，通常由心肌缺血引起，常因体力劳动、情绪激动等诱发。当心绞痛发作时，患者会感到胸部不适或疼痛，若不及时治疗，可发展为心肌梗死，甚至危及生命。

急救处置 EMERGENCY RESPONSE

▶ 识别心绞痛的症状

当心绞痛发作时，患者通常会出现以下症状：胸部疼痛或有不适感，可位于胸骨后方或左侧；疼痛还可放射至左肩、左臂、下颌或背部；伴随呼吸困难、气促或窒息感；出汗、乏力、恶心或呕吐。

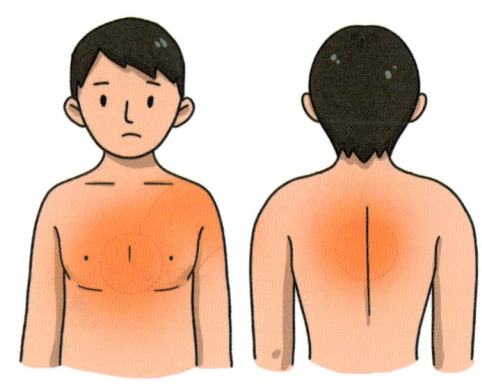

▶ 立即停止活动并休息

当心绞痛发作时,患者应立即停止当前的活动,尽量保持安静休息,避免剧烈运动或情绪激动,以减少心肌耗氧量。

▶ 药物治疗

冠心病等心脏疾病的患者应当随身携带急救药物,如硝酸甘油。一旦心绞痛发作,应立即舌下含服一片硝酸甘油。硝酸甘油可迅速扩张冠状动脉,增加心肌的血液供应,患者在 2～5 分钟内即可感受到症状明显缓解。

若初次含服后症状仍未得到缓解,可在间隔 5 分钟后再次含服一片,但连续含服的次数应控制在 3 次以内,且每次含服需确保有 5 分钟的间隔。

> **Tips** 若在 15 分钟内连续服用 3 次硝酸甘油后心绞痛症状仍然未见缓解,应立即寻求医疗救助,以免延误病情。

▶ 保持呼吸通畅

可以尝试解开患者衣领,确保其呼吸顺畅,避免过度换气。如有必要,可以协助患者采取半卧位,以改善呼吸困难的症状。

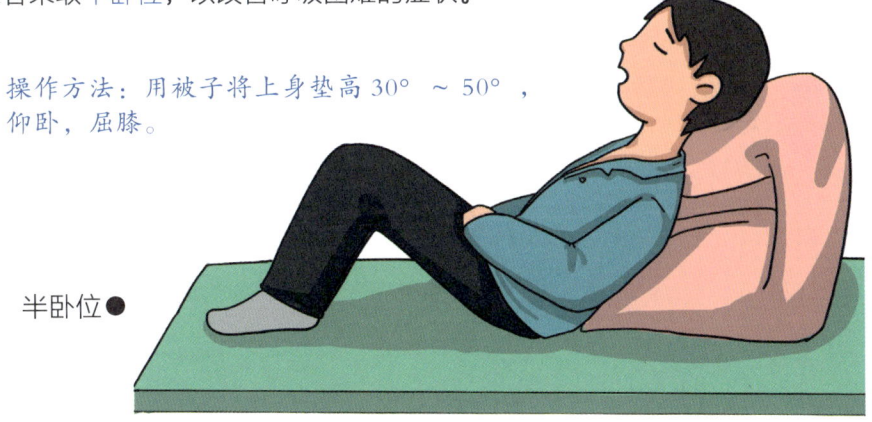

操作方法:用被子将上身垫高 30°～50°,仰卧,屈膝。

半卧位

急救须知 FIRST AID INSTRUCTIONS

[×] **避免患者过度激动**：心绞痛发作可能导致患者产生恐惧、焦虑等负面情绪。在急救过程中，应尽量安慰患者，缓解他们的紧张情绪，避免情绪过度激动影响病情。

[×] **尽量不要让患者自行驾车就医**：当心绞痛发作时，患者应避免自行驾车就医。此时，患者的身体状态不佳，驾车可能引发危险，应寻求他人帮助或拨打急救电话。

[×] **不要过量服用急救药物**：虽然急救药物能够快速缓解心绞痛症状，但并不意味着越多越好。过量服用可能导致血压急剧下降、头晕等不良反应。

[✓] **发作特点**：心绞痛发作常常与活动或情绪激动有关，易在爬楼梯、剧烈运动、情绪紧张时出现，而在安静休息后，疼痛常可自行缓解。

[✓] **了解诱发因素**：心绞痛的诱发因素可分为生理因素和病理因素两类。

① 生理因素：剧烈运动、情绪激动、饱餐后、寒冷刺激等都可能引发心绞痛，因为在这些情况下心肌耗氧量增加，导致冠状动脉供血不足。

② 病理因素：冠状动脉粥样硬化病变是心绞痛的根本原因，随着斑块形成和血管狭窄，血流受阻，在心脏需要更多氧气时，冠状动脉血供不足就会发生心绞痛。

急救小百科

如何预防心绞痛？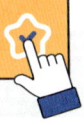

● 合理饮食

①控制盐的摄入量，每日盐摄入量应控制在6克以下，以减少高血压的风险。

②减少脂肪摄入，特别是饱和脂肪和反式脂肪，选择富含不饱和脂肪的食物，如橄榄油、鱼类和坚果。

③增加膳食纤维的摄入，多吃新鲜蔬菜、水果和全谷类食物，降低胆固醇水平。

④避免食用过多高糖和高胆固醇食物，如加工食品、油炸食品和甜点。

● 戒烟限酒

吸烟和饮酒会增加心血管疾病的风险。烟草中的尼古丁会收缩血管，加重冠状动脉狭窄，而过量饮酒也会损害心肌。

● 适度运动

根据个人体质选择适合的运动方式，如散步、慢跑、游泳、骑自行车等，以增强心肺功能和改善血液循环。运动时要适度，不要剧烈运动或过度劳累，以免诱发心绞痛。

● 控制体重

保持适当的体重，避免肥胖，以减轻心脏负担，降低心绞痛的风险。

● 控制基础疾病

　　已有高血压、糖尿病、高血脂等疾病的患者，需严格控制病情，按时服药，定期复查，避免病情恶化引发心绞痛。

● 避免诱发因素

　　注意避免诱发心绞痛的因素，如寒冷、饱食、过度劳累和情绪激动等，保持稳定的情绪和心态。

心搏骤停怎么办？
学会这些很重要！

心搏骤停即心脏射血功能的突然中断。当这一状况发生时，器官血流会停止，重要器官（如脑）会陷入严重的缺血、缺氧状态，进而在极短的时间内对生命构成严重威胁。通常，在心搏骤停后的 5～10 秒内，患者便会丧失意识；在停搏 20～30 秒后，呼吸功能会随之停止；而在停搏 4～6 分钟后，脑细胞将遭受不可逆的损伤。因此，对于心搏骤停的救治，4 分钟被视为黄金时间。

急救处置 EMERGENCY RESPONSE

医学界目前最主要的方法是心肺复苏（CPR）和自动体外除颤器（AED），具体的操作方法见《附：CPR 的具体流程与 AED 的使用》。除了心肺复苏和自动体外除颤器之外，还有一些辅助措施同样重要。

▶ 拨打急救电话

一旦发现心搏骤停，首要任务是拨打急救电话，告知急救人员情况，确保专业医疗团队尽快抵达现场。

▶ 保持气道通畅

在实施心肺复苏之前，确保患者仰卧于坚实平面，头略后仰，清除口腔异物，以保持气道通畅，为后续人工呼吸创造条件。

▶ 保持环境安全

确保急救现场安全，避免二次伤害。例如，将患者移至通风良好的、无危险物品的地方，同时疏散围观人群，为急救操作留出空间。

▶ 持续观察

在等待急救人员到来的过程中，不要离开患者身边。持续观察患者的呼吸和意识状态，以便随时向急救人员报告最新情况。

准确记录患者倒地时间，这对于后续医疗救治中评估病情进展和治疗效果至关重要。

急救须知 💡 FIRST AID INSTRUCTIONS

☒ **不要喂药**：心搏骤停的患者已经失去意识，没有吞咽功能，喝药对患者没有任何帮助，反而可能使药物进入气道，导致气道阻塞。

☑ **迅速识别心搏骤停**：当心搏骤停发生时，患者会突然丧失意识、呼吸停止、面色苍白或青紫、脉搏消失。

☑ **现场安全与患者摆放**：确保急救现场安全，移除可能导致患者受伤的物品。将患者平放在坚实的地面上，头部略微后仰，确保气道通畅。解开患者的紧身衣物，尤其是颈部和胸部，以便于进行心肺复苏。

☑ **平时进行学习与演练**：公众应积极参加心肺复苏等急救技能培训课程，熟悉并熟练掌握相关操作，同时定期进行模拟演练，提高应对突发情况的能力和增强信心。

急救小百科

预防心搏骤停有何策略?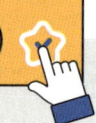

预防心搏骤停的策略主要集中在识别风险因素、控制慢性病进展、改善生活习惯及定期健康检查等方面。

● 控制相关疾病

定期检查血压、血糖、血脂水平。高血压、糖尿病、高脂血症等慢性疾病患者,应遵循医嘱规律服药,控制好各项指标,减少心血管疾病的发生和延缓发展,从而降低心搏骤停的风险。

● 定期复查

已知有冠心病的患者,应定期复查,必要时进行支架植入或冠脉搭桥手术,以保持冠状动脉通畅,降低心肌缺血和心搏骤停的发生风险。

● 健康生活方式

如戒烟限酒、均衡饮食、规律锻炼、保持良好睡眠习惯等,是预防心搏骤停的重要途径。

● 规避危险行为

遵循医嘱用药,避免接触已知过敏原,可有效降低突发性心搏骤停的风险。

突然心跳加快，怀疑心动过速怎么办？

学到了！

心跳加快，是一个常见的症状，可能由多种原因引起。原因包括生理因素，如剧烈运动、情绪变化和饮食刺激等。遗传因素、心脏疾病、甲状腺功能亢进和其他系统疾病也可能是诱因。此外，某些药物和心律失常（如房性、室性和交界性心动过速）也会引起心跳加速。

急救处置 EMERGENCY RESPONSE

▶ **判断症状**

判断心跳是否异常加快。通常，正常成年人的安静心率在 60～100 次/分。当心率超过 100 次/分时，即可被认为是心跳加快。此时，患者可能会感到心慌、心悸、胸闷、头晕、乏力等。

▶ 休息并放松

让患者立即停止活动,坐下或躺下休息,并尽量放松身心。避免紧张、焦虑等情绪,因为情绪激动可能进一步加重心跳加快的症状。

▶ 尝试刺激迷走神经

迷走神经是控制心跳的重要神经之一。通过刺激迷走神经,可以减缓心跳速度。具体方法如下。

- 尝试用力咳嗽几次,每次咳嗽后短暂休息

- 深吸气后憋气,然后用力呼气,重复数次

- 用手指轻轻按摩一侧颈动脉窦(位于颈部两侧,甲状软骨水平处),每次按压不超过10秒,然后换另一侧

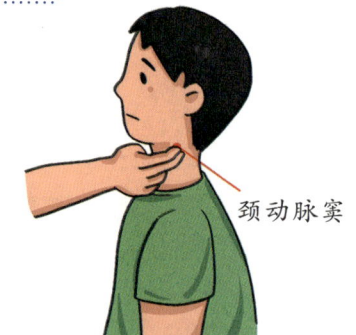
颈动脉窦

- 压迫眼球:让患者闭眼,用手指压迫眼球上部,先压右眼,后压左眼。每次压迫时间不超过10秒,重复数次

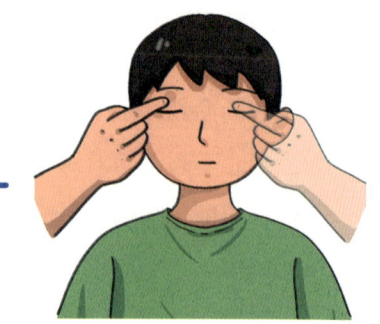

急救须知 💡 FIRST AID INSTRUCTIONS

❌ **切勿盲目用药**：在没有明确诊断和医生建议的情况下，切勿盲目使用任何药物。一些药物可能会加重心跳加快的症状或产生不良反应。

❌ **避免剧烈运动**：在心跳加快发作期间，患者不要剧烈运动和过度劳累，以免加重心脏负担和症状。

❌ **谨慎使用压迫法**：虽然压迫颈动脉窦和眼球的方法可以帮助降低心率，但是这些方法具有一定的风险性。特别是颈动脉窦压迫法，需谨慎使用并避免长时间同时按压两侧颈动脉窦。另外，青光眼、高度近视患者禁用眼球压迫法。

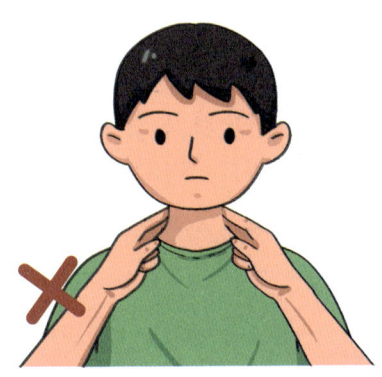

❌ **不要拖延就医**：如果症状持续不缓解或加重，应及时就医，以免错过最佳治疗时机。

急救小百科

如何预防心跳加快的发生？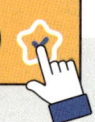

● 保持健康体重

　　肥胖是心跳加快等多种心血管疾病的危险因素。保持健康的体重有助于降低心跳加快的发生风险。

● 避免滥用药物

　　某些药物，如兴奋剂和某些非处方药，可能导致心跳异常。请按照医生的建议正确用药，并避免滥用任何药物。

● 学会放松和应对压力

　　长期的压力和焦虑状态可能导致心脏问题，包括心跳加快。学会通过深呼吸、冥想、瑜伽等方式放松自己，有助于减轻压力和保持心脏健康。

● 保持室内空气流通

　　在密闭的空间中，空气中的氧气含量可能降低，从而导致心跳加快。保持室内空气流通，有助于维持心脏的正常功能。

● 限制酒精摄入

　　过量饮酒可导致心律失常，限制酒精摄入或避免饮酒，有助于降低心跳加快的风险。

● 定期进行心脏健康检查

　　定期进行心电图、血压、血脂等健康检查，有助于及时发现心脏问题并采取相应的治疗措施。

血压偏低时，应该知道的几件事

一次说清楚！

根据不同的原因，低血压可以分为生理性低血压、遗传性低血压、疾病影响的低血压（如内分泌异常和心血管疾病）、体位变化导致的直立性低血压、孕期营养不足或胎儿压迫导致的孕期低血压、餐后血液再分配导致的餐后低血压等。当血压偏低时，可伴随头晕、乏力、出冷汗等症状。

急救处置 EMERGENCY RESPONSE

▶ **立即休息**

当怀疑血压偏低时，应立即停止活动，找一个安全的地方坐下或躺下休息，避免摔倒或受伤。

▶ 补充水分

当血压偏低时，身体可能处于脱水状态。因此，可以适量饮用温水或淡盐水，以补充体内的水分和电解质。

▶ 抬高双腿

如果条件允许，可以将双腿抬高，比如将双腿放在椅子上，这样可以增加回心血量，帮助提升血压。

▶ 调整呼吸

通过深呼吸可以刺激迷走神经，帮助提升血压。在安静的环境中坐下，闭眼深呼吸，吸气时想象将身体充满能量，呼气时想象将紧张和不适排出体外。

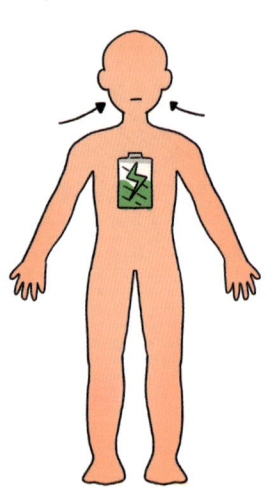 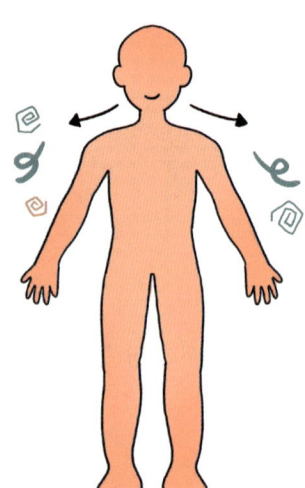

▶ 保暖

当血压偏低时，会觉得寒冷。因此，要保持身体温暖，避免进一步降低体温。

▶ 穿着紧身衣物

穿着紧身衣物或束紧腰带，可以帮助减少血管扩张，从而提升血压。但请注意，这种方法只是暂时的，并不适用于所有人。

▶ 穴位按摩

中医认为，通过按摩某些穴位可以刺激身体机能，升高血压。例如，可以按摩人中穴（位于人中沟上 1/3 与下 2/3 交界处）、内关穴（位于前臂掌侧，腕横纹上 2 寸）等穴位，但要注意力度适中，避免损伤皮肤。

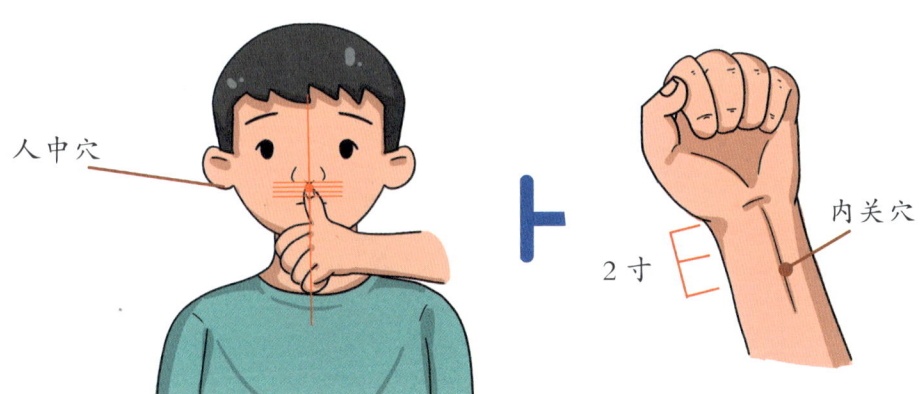

急救须知 💡 FIRST AID INSTRUCTIONS

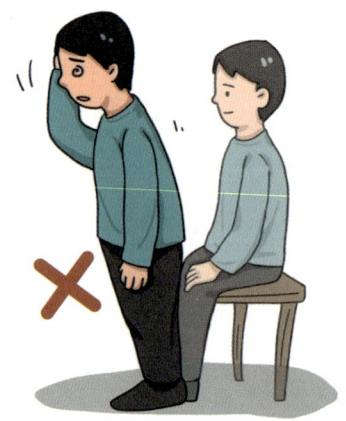

☒ **不要突然站立**：当血压偏低时，身体需要适应较低的血压水平。如果突然站立，可能会导致头晕、晕厥等症状。因此，在血压恢复正常之前，应避免突然站立或改变体位。

☒ **避免剧烈运动**：在血压偏低时，身体处于虚弱状态，不要剧烈运动或过度劳累，以免加重症状。

☒ **不要自行用药**：在没有明确诊断和医生建议的情况下，不要自行使用升压药物或其他药物。药物使用不当可能会加重症状或引起其他不良反应。

☒ **避免高温环境**：高温环境会使血管扩张，从而进一步降低血压。因此，在血压偏低时，应避免在高温环境中停留过久。

◀◀◀ 急救小百科

怎样预防低血压的发生？

为了预防低血压的发生，可以采取以下措施。

● 均衡饮食

保持均衡的饮食，摄入足够的营养物质，如蛋白质、维生素、矿物质等。不要过度节食或偏食，以免导致营养不良和血压偏低。

● 适当运动

适当的运动可以增强心肺功能，提高免疫力。建议进行有氧运动，如散步、慢跑、游泳等，但应避免过度运动或剧烈运动。

● 保持水分充足

保持身体摄入充足的水分，避免脱水。特别是在高温、干燥或运动等情况下，要适当增加水分的摄入。

● 避免长时间站立或久坐

长时间站立或久坐可能会导致血液循环不畅，影响血压。因此，要避免长时间保持同一姿势，适当进行活动或变换姿势。

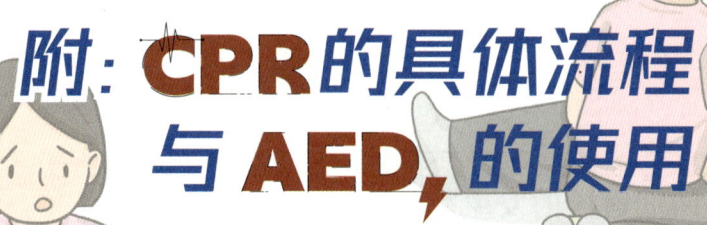

附：CPR的具体流程与AED的使用

CPR

心肺复苏术，简称CPR，是一种紧急救治手段，专门用于应对心搏骤停和呼吸停止的突发状况。其核心目的在于迅速恢复患者的自主呼吸功能和血液循环，为挽救患者的生命争取宝贵的时间。

在心肌梗死、溺水、触电等紧急情况下，能否在第一时间对患者进行心肺复苏，为后续治疗赢得宝贵的4分钟，对挽救患者的生命至关重要。

KEYNOTE 01 评估现场环境安全

观察四周，确定现场不存在明显的安全隐患，如漏电、火灾、塌方、气体泄漏等。

如有可能，移除尖锐物品、熄灭明火等，消除可能引发事故的因素。

确保急救空间开阔，无关人员远离现场，避免人群拥挤影响急救操作和通风透气。

KEYNOTE 02　判断意识，摆放复苏体位

立即用手拍患者双肩，俯身在其两侧耳边，大声问："先生（女士）！你怎么了？"若患者无反应，判断为意识丧失。

复苏体位：仰卧位。

松解衣领及裤带。

KEYNOTE 03　判断心跳、呼吸

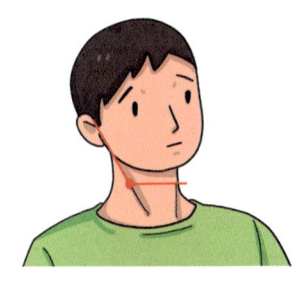

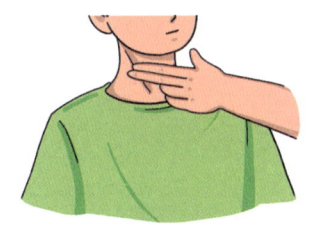

触摸颈动脉的搏动，可以判断患者的心跳情况。颈动脉位于气管与胸锁乳突肌之间的凹陷处。操作时，用右手的示指和中指从气管正中的环状软骨处，轻轻划向近侧的颈动脉搏动点。在此过程中，需要默数时间，确保判断的时间在 5 ~ 10 秒，例如数"1001、1002、1003、1004、1005……"。

随后，为了确定患者的呼吸状况，需要观察其胸部的起伏情况。同样地，这个过程也需要控制时间，观察 5 ~ 10 秒，并默数"1001、1002、1003、1004、1005……"。如果在观察期间发现胸部没有起伏，那就意味着患者没有呼吸。这样的判断方法，有助于迅速而准确地了解患者的生命体征，为后续的急救措施提供重要依据。

KEYNOTE 04 呼救

"来人啊,帮忙急救,拨打急救电话,取除颤仪!"

KEYNOTE 05 现场心肺复苏术(C-A-B)

C:有效胸外按压

心脏胸外按压的正确部位是在胸骨中下1/3处,快速的定位方法是在两乳头连线的中点处。确保按压深度5~6厘米,按压频率100~120次/分,保证每次按压后胸廓完全恢复原状。

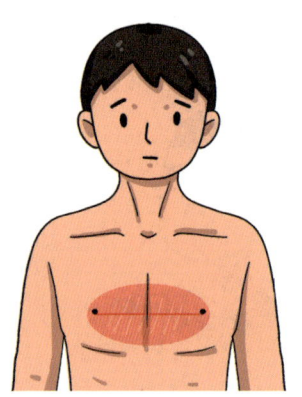

A:开放气道

清除患者口腔、鼻腔的异物和分泌物,若有假牙应取下。若无颈部创伤,一般采用仰头抬颏法开放气道,即操作者一只手置于患者前额使头向后仰,另一只手的示、中两指抬起下颌,使下颌尖与耳垂的连线与地面呈垂直状态,保持气道通畅。

B:人工呼吸

当进行人工呼吸时,应确保气道通畅。进行两次人工呼吸,每次吹气的持续时间应不少于1秒。

在人工呼吸操作过程中，操作者应使用左手的拇指和示指轻轻捏住患者的鼻子，深吸一口气后，用嘴唇紧密地包裹住患者的嘴巴。接着，缓慢地向患者吹气，同时注意观察其胸廓是否有起伏，以确保气体进入患者肺部。每次吹气完毕后，应立即将口移开，让患者依靠胸部的自然弹性完成呼气过程。

在心肺复苏中，胸外按压与人工呼吸的比例通常为 30∶2，即每进行 30 次按压后，进行 2 次人工呼吸，如此交替进行。这样的比例有助于在急救过程中更有效地维持患者的生命体征。

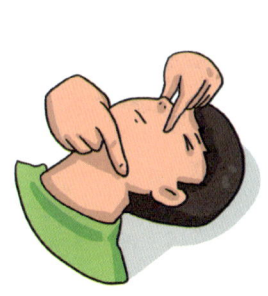 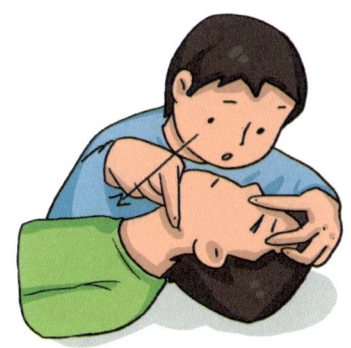

KEYNOTE 06　再次评估自主心跳及呼吸

按照 30 次胸外按压，2 次人工呼吸，即 30∶2 的频率进行 5 个循环，约 2 分钟后进行评估，通过触摸颈动脉搏动，及看、听、感觉呼吸的方法，判定患者自主心跳和呼吸是否恢复，评估在 10 秒内完成。

KEYNOTE 07　复苏成功

让患者平卧，头偏向一侧，并为患者整理衣裤。

心肺复苏术完整流程

① 呼喊,轻拍,判断意识

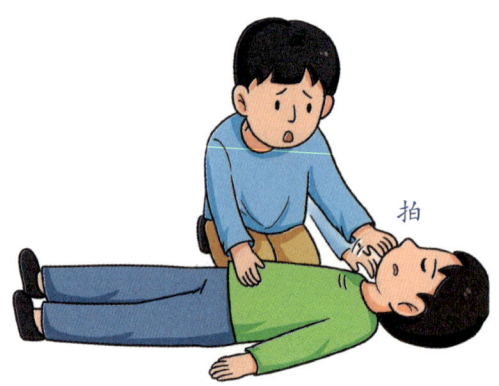

② 判断脉搏、呼吸

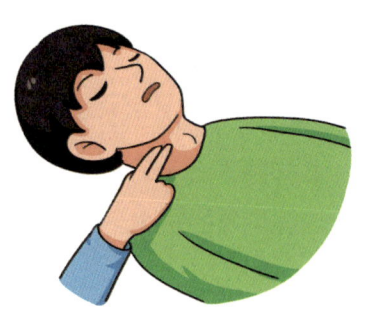

③ 呼救

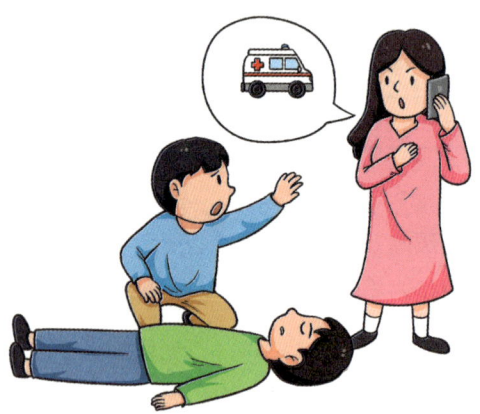

④ 胸外按压

将右手掌根部放于左手手背上方,双掌根重叠,十指相扣,用掌根按压

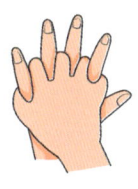
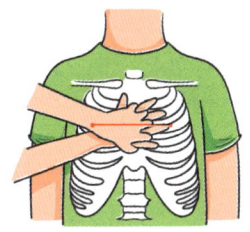
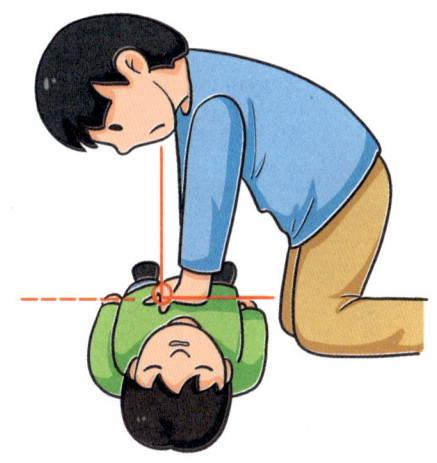

⑤ 开放气道、清理口腔分泌物

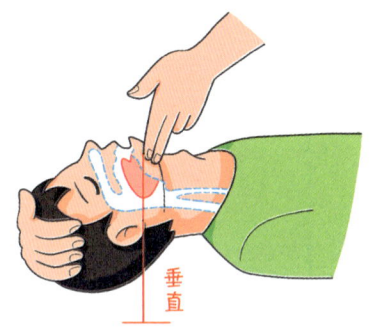

一只手掌根部下压额部,另一只手示指、中指抬起下颏,使下颌尖、耳垂的连线与地面垂直

⑥ 人工呼吸

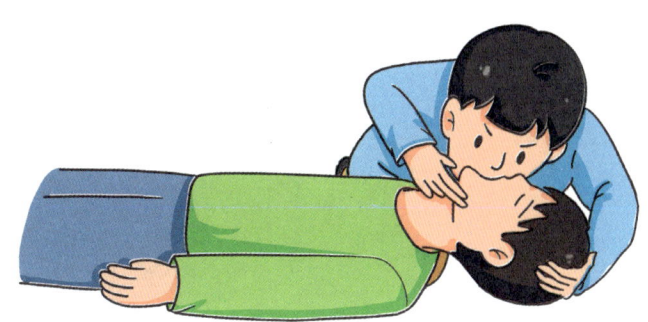

AED的使用

AED（自动体外除颤器，Automated External Defibrillator）是一种方便便携、易于操作，稍加培训即能熟练使用，专为公众场所配置、现场急救设计的设备。

AED通常安置在人流量较密集的公共场所中，可以第一时间消除心室颤动等致死性心律失常，被称为"救命神器"。

AED操作简单，堪称"傻瓜仪器"，牢记"听它说，跟它做"，根据AED的语音提示和屏幕显示操作即可。

KEYNOTE 01 接通电源

使患者仰卧于平地，避免患者和环境处于潮湿的环境或水中，将AED放在患者耳旁，准备除颤操作，同时可另有人在患者另一侧实施CPR。

接通电源，打开电源开关，按下电源开关或掀开显示器的盖子，仪器发出语音提示，指导操作者进行操作。

此时，您会听到："已开机，保持镇定，按指示操作。"

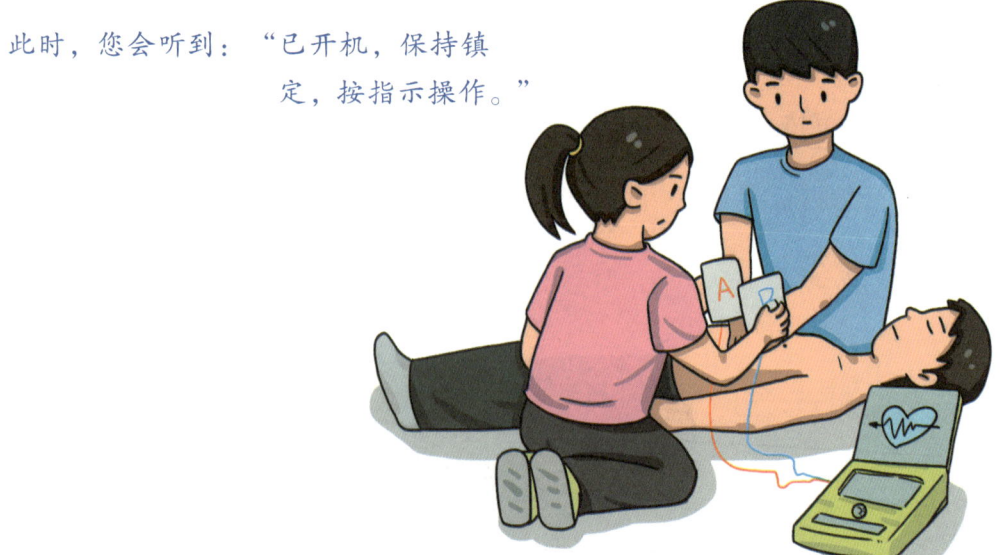

| KEYNOTE 02 | 安放电极

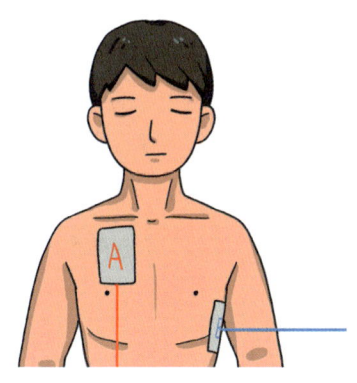

8岁以上的儿童及成人

红色电极应放置在患者的右上胸壁，即锁骨下方；蓝色电极则贴在左乳头外侧，上缘距离腋窝大约7厘米。

8岁以下的儿童

粘贴电极片时，应确保电极片之间互不接触。如果电极片互相接触，可将蓝色电极放在患者胸部中间，红色电极则放在后背中间。具体的放置位置应遵循屏幕上的提示。

此时，您会听到："除去衣服以露出患者胸部，撕开电极片包装，去除电极片垫片，按图示粘贴，压紧以防脱落。"

Tips 如果患者的皮肤因出汗而湿润，应事先用衣物或毛巾轻轻擦干，以确保电极与皮肤的良好接触。若患者的胸毛较多，可能会妨碍电极与皮肤的有效接触，此时应尝试用力压紧电极。如果效果不佳，应考虑快速剃除胸毛后再粘贴电极，以确保急救设备的正常使用。

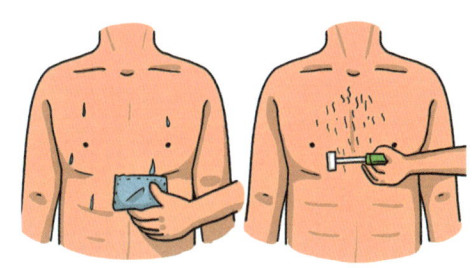

KEYNOTE 03　插入导线，分析心律

将电极贴片导线插入 AED 主机，机器自动分析心律。急救人员和旁观者应确保不与患者接触，避免影响仪器分析心律。心律分析需要 5 ~ 15 秒。如果患者发生室颤，仪器会通过声音报警或图形报警提示。

此时，您会听到："将电极片连接器插入除颤仪。分析中，请勿接触患者。"

KEYNOTE 04　按"电击"键

按"电击"键前必须确定已无人接触患者。当分析有需除颤的心律时，电容器往往会自动充电，并有声音或指示灯提示。电击时，患者会出现突然抽搐。第一次电击完成后，立刻继续进行心肺复苏。电极片需一直贴在患者身上，每 2 分钟左右，AED 会再次自动分析心律。

此时，您会听到："需电击。""警告！将要释放电击，3、2、1……电击已释放。""已安全，可接触患者。"

04

消化系统与人的情绪状态紧密相连。情绪波动如焦虑常影响消化液的分泌和胃肠的蠕动,导致消化不良、胃痛等症状。反之,健康的消化系统能促进身体对营养的吸收,为身体注入活力,进而调整情绪状态。因此,情绪与消化系统有着密切的关系,共同维护着人体的身心健康。

人体情绪的镜子——消化系统

呕吐怎么办？
分三种情况从容应对

推荐收藏！

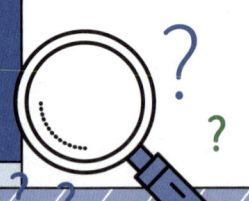

呕吐是一种常见的临床症状，可由食物中毒、消化不良、胃肠道感染等多种原因引起。当发生呕吐时，及时采取正确的急救措施，对于缓解症状、防止并发症具有重要意义。

急救处置 EMERGENCY RESPONSE

▶ 食物中毒引起的呕吐

立即停止进食与催吐

当怀疑是食物中毒引起的呕吐，应立即停止进食，并采取措施，以缓解症状。如果中毒不久，且患者意识清醒，可以尝试催吐，让患者身体前倾，用手指或筷子轻轻刺激舌根或咽喉后部，以引起呕吐反

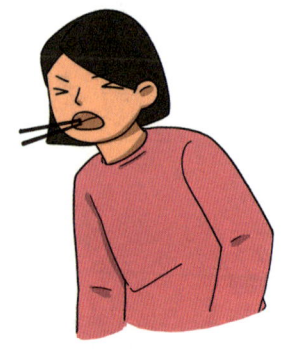

射，将体内的有毒物质排出体外。

但需要注意的是，并非所有情况都适合催吐。如果患者已经呕吐多次，呕吐物中有血，或者中毒时间较长，就不应该进行催吐，以免加重对患者的伤害或引发其他并发症。

补充水分与电解质

呕吐会导致患者失去大量水分和电解质，可以给患者饮用温开水或淡盐水，但需要注意的是，应采取少量多次的方法，不要一次性大量饮水，以免刺激胃肠道并加重呕吐。

观察病情与记录

在急救过程中，密切观察患者的病情变化非常重要。注意呕吐物的性状、颜色、气味和量，以及患者是否伴有腹痛、腹泻、发热等其他症状。同时，记录患者的症状变化、进食情况、催吐效果等信息，以便为医生提供准确的病史资料，有助于后续的诊断和治疗。

及时就医

如果呕吐持续不减或症状加重，应立即就医。医生会根据患者的症状和病史进行诊断和治疗，可能需要使用解毒剂或采取其他治疗措施。

▶ 晕车、晕船引起的呕吐

通风换气

打开车窗或船舱的通风口,让空气流通。新鲜的空气有助于缓解患者的不适感,减轻恶心和呕吐的症状。但需要注意的是,如果外部空气较为污浊或存在异味,应避免开窗换气,以免加重患者的症状。

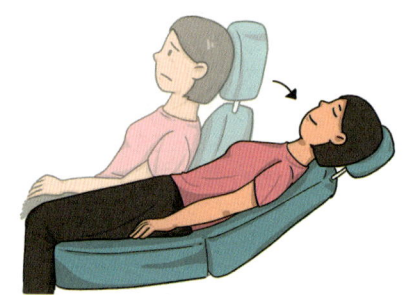

调整姿势

让患者保持舒适的姿势,如闭眼平躺、调整座椅的倾斜角度,以减少不适感。

调整呼吸

调整呼吸有助于放松紧张的神经,缓解晕车、晕船带来的不适感。可以尝试使用腹式呼吸法,将呼吸的重心放在腹部,控制呼吸的节奏和深度,帮助稳定情绪和放松身体。

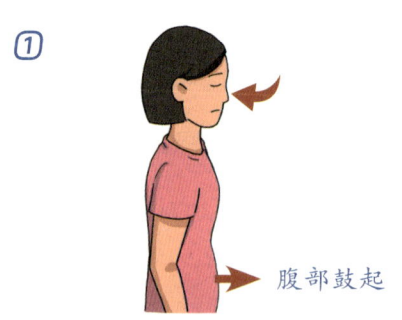

① 嘴唇紧闭,从鼻孔吸入空气（腹部鼓起）

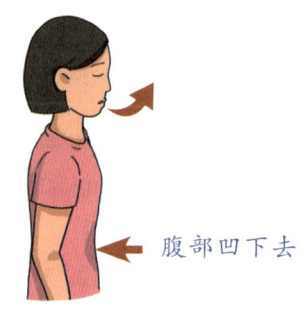

② 嘴部做吹口哨的动作,用嘴慢慢呼气（腹部凹下去）

水和主姜的应用

用大量清水漱口、清洗咽喉，有条件的患者还可以用生理盐水、纯净水等清理鼻腔。

在口中含一片生姜，生姜具有止呕的作用，可以缓解恶心的症状。

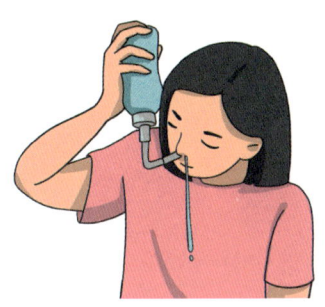

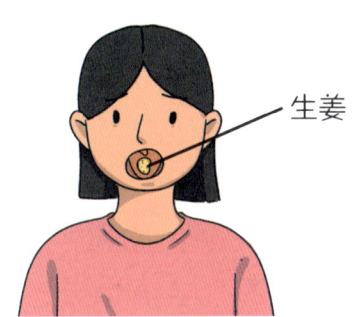

生姜

穴位按摩

内关穴

- 位置：位于前臂掌侧，腕横纹上2寸中点处，掌长肌腱与桡侧腕屈肌腱之间

2寸　内关穴
腕横纹

- 手法：伸出左手，掌心朝上，用右手拇指揉按左手内关穴，力度适中，揉按3~5分钟；再换左手以同样的方法揉按右臂穴位

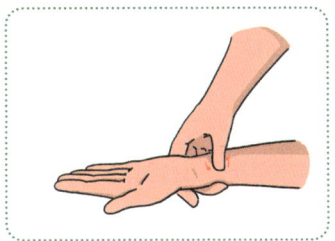

合谷穴

位置：位于手背第1、2掌骨间，约第2掌骨桡侧的中点处

手法：右手拇指张开，其余4指并拢，用左手拇指指腹用力向下按压右手合谷穴，按住后环形揉按穴位，力度稍重，揉按3～5分钟；再换右手以同样的方法揉按左手穴位

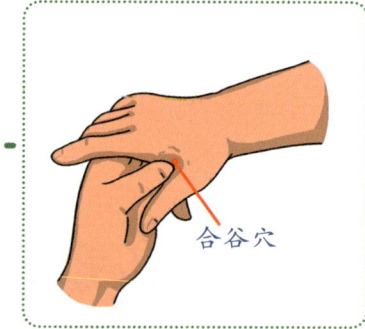

合谷穴

足三里穴

位置：位于小腿外侧犊鼻穴下3寸（患者4指并拢的宽度）。犊鼻穴位于髌骨韧带外侧缘的凹陷中

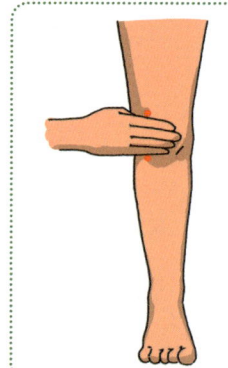

手法：找准穴位后，用示指或拇指揉按5～10分钟，直至出现酸麻胀感

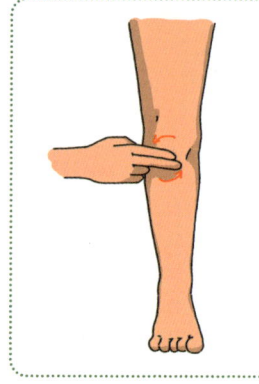

药物治疗

可以使用常用的药物，包括晕车药、止吐药等。但需要注意的是，药物治疗应在医生的指导下进行，避免自行滥用药物。

▶ 急性胃肠炎引起的呕吐

急性胃肠炎是一种在日常生活中十分常见的消化系统疾病，主要是因为人体食用了受污染的食物或水，导致细菌、病毒或寄生虫感染，从而引发的疾病。此病通常会引发恶心、呕吐、腹痛、腹泻、发热等症状。

保持环境安静与患者舒适

在患者发生呕吐时，应保持环境安静，同时让患者保持舒适的体位，如侧卧或头部垫高，以减少呕吐时的不适感。对于儿童或意识不清的患者，要确保有专人看护，防止呕吐物误吸导致窒息。

及时清理呕吐物

呕吐后，要及时清理呕吐物，保持患者口腔的清洁。可以让患者使用温水或淡盐水漱口，去除口腔内的异味和残留物。同时，更换干净的衣物和床单，保持患者身体的舒适。

缓解胃肠道不适感

将热水袋或热毛巾轻敷在胃部，可以舒缓胃部的疼痛和痉挛感。水温不宜过高，以免烫伤皮肤。另外，患者可以尝试喝一些薄荷油水来缓解胃部不适。薄荷油具有舒缓胃部肌肉、减轻疼痛和恶心的功效。

急救须知 💡 FIRST AID INSTRUCTIONS

▶ 食物中毒引起的呕吐

❌ **避免盲目用药**：在急救过程中，切勿盲目使用止吐药或其他药物。止吐药虽然可以暂时缓解呕吐症状，但是会掩盖病情，影响医生的诊断。此外，某些药物可能与食物中毒的毒素发生相互作用，加重患者的病情。因此，在未经医生指导的情况下，不要随意使用药物。

✅ **保留食物样本与就医信息**：在发生食物中毒后，应尽量保留一些食物样本，以便后续的检测和分析。同时，记录患者的症状变化、进食情况等信息，为医生提供准确的病史资料。就医时，要向医生详细描述患者的症状、进食史和急救措施等情况，以便医生做出准确的诊断和治疗。

▶ 晕车、晕船引起的呕吐

✅ **心理疏导**：晕车、晕船往往与心理因素密切相关。在急救过程中，对患者进行心理疏导，缓解其紧张、焦虑的情绪，有助于减轻症状。还可以通过聊天、听轻音乐等方式，转移患者的注意力，减轻其不适感。

✅ **提前准备应对措施**：对于容易晕车、晕船的人来说，提前准备应对措施是非常重要的。可以准备一些常用的晕车药、止吐药等，以备不时之需；也可以携带生姜片、柠檬片等食物，以缓解晕车、晕船的症状；还可以提前了解并学习一些能够缓解晕车、晕船症状的方法,如按摩穴位、深呼吸等。

☑ 及时就医:如果晕车、晕船症状持续严重或无法缓解,建议及时就医。医生会根据患者的具体情况制订合适的治疗方案,如使用抗晕药物、进行心理治疗等。

▶ **急性胃肠炎引起的呕吐**

☑ 饮食调整:患者不要进食油腻、辛辣、生冷等刺激性食物,以免加重胃部负担。在呕吐症状缓解后,可逐渐尝试进食一些清淡的、易消化的食物,如稀饭、面条等。

☑ 观察病情变化:在急救处置过程中,要密切观察患者的病情变化。如果呕吐症状持续或加重,或者出现高热、腹痛加剧等症状,应及时就医。

急救小百科

应对呕吐的注意事项有哪些？
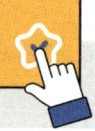

● 避免误吸

呕吐时，患者容易将呕吐物误吸入呼吸道，进而导致窒息。因此，在急救过程中，要确保平卧位的患者头部偏向一侧，并及时清理口腔内的呕吐物，防止误吸。

● 预防急性胃肠炎

保持良好的生活习惯和饮食卫生是预防急性胃肠炎的关键。避免食用不洁的、变质的食物，选择新鲜的、卫生的食材。在烹饪过程中，要注意烹饪时间，确保食物熟透。此外，加强体育锻炼，提高身体免疫力，也有助于预防急性胃肠炎。

● 避免晕车、晕船的诱发因素

晕车、晕船的症状往往与一些诱发因素有关，如空腹、饱腹、疲劳、睡眠不足等。因此，在出行前，应尽量避免这些诱发因素。可以适度的饮食，避免过饱或过饿；保证充足的睡眠，避免疲劳。同时，选择较为平稳的交通工具，可以减少颠簸，防止头晕恶心。

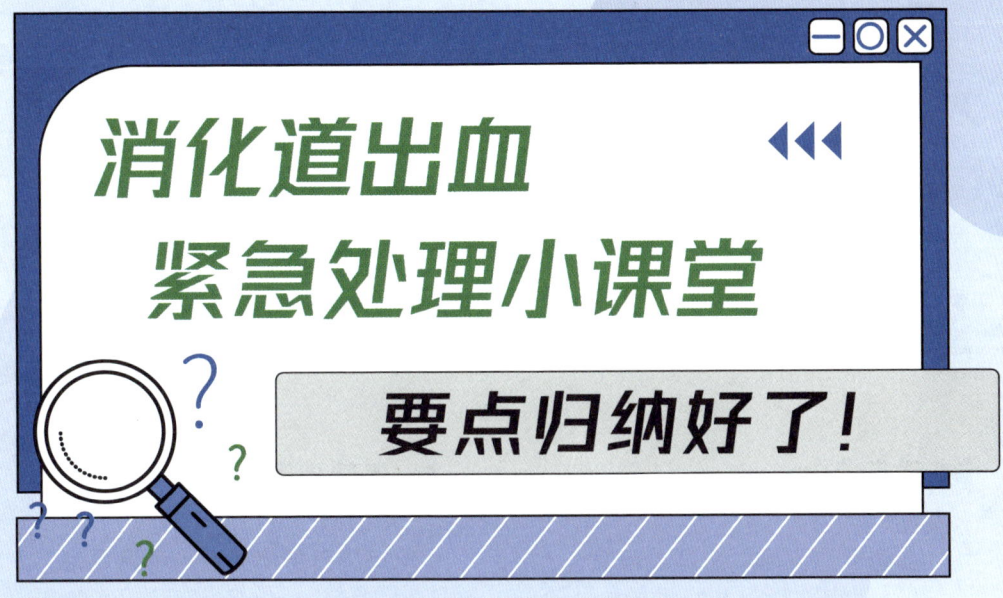

消化道出血紧急处理小课堂

要点归纳好了！

消化道出血是一种消化系统急症，是指从食管到肛门的消化道中任何部位发生的出血。其发病原因多样，包括消化性溃疡、食管胃底静脉曲张破裂、急性胃黏膜病变、消化道肿瘤等。消化道出血的症状包括呕血、黑便或血便，严重时可出现休克，甚至危及生命。

急救处置 EMERGENCY RESPONSE

▶ **保持呼吸道通畅**

消化道出血患者出现呕血症状时，血液可能进入呼吸道，进而导致窒息。因此，在急救过程中，要确保患者的呼吸道通畅。如果患者处于清醒状态，应指导其将头部转向一侧，防止呕血时误吸。如果患者意识不清或呕吐物较多，应迅速清理口腔和鼻腔内的血液和呕吐物，必要时可使用吸引器进行吸引。

▶ 稳定患者情绪

在急救过程中，保持患者的情绪稳定至关重要。消化道出血的突然发生可能使患者感到恐慌和焦虑，而这种情绪状态可进一步加重出血情况。因此，家属和急救人员应保持冷静，给予患者必要的心理支持，尽力安抚患者，使其保持安静，避免过度紧张和焦虑。

▶ 适当禁食

在急救过程中，应适当禁食，以减少食物对胃肠道的刺激，避免加重出血。但需注意，禁食时间不宜过长，以免患者营养不良或低血糖。

▶ 保暖措施

保持患者身体温暖，避免受凉。可以使用毛毯、暖水袋等物品为患者保暖，但要注意避免烫伤。

急救须知 FIRST AID INSTRUCTIONS

☒ **避免盲目自行止血**：在急救过程中，切忌盲目自行止血。不同的出血原因和部位需要采取不同的止血方法。如果自行止血不当，可能导致出血加重或引发其他并发症。因此，在出现消化道出血症状时，应立即就医，遵循医生的建议进行止血治疗。

☒ **不要忽视病情变化**：在急救过程中，应密切关注患者的病情变化。如出现出血量增加、血压下降等异常情况，应及时就医并告知医生相关情况。

急救小百科

消化道出血该怎么预防？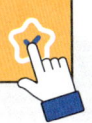

消化道出血是一种严重的消化系统急症，需要在日常生活中加强急救和预防的意识，相关预防措施如下。

● **积极治疗原发病**

对于可能导致消化道出血的疾病，如消化性溃疡、食管胃底静脉曲张、肝炎等，应积极治疗，以减少出血的风险。

● **合理饮食**

① 避免食用过于油腻的、辛辣的、粗糙的或有刺激性的食物，这些食物可能损伤消化道黏膜，诱发出血。

② 多摄入新鲜蔬菜和水果，它们富含维生素和纤维，有助于保护消化道黏膜。

③ 适量摄入富含优质蛋白的食物，如瘦肉、鱼类、豆类等，有助于修复受损的消化道组织。

● **合理用药**

在使用药物时，应严格遵循医嘱，避免滥用药物。一些药物，如水杨酸类、利血平、保泰松等，会加重消化道出血症状，因此应特别注意。

● **调节情绪**

保持良好的心态和情绪对于预防消化道出血非常重要。过度紧张、焦虑或抑郁等不良情绪可导致消化道功能紊乱，增加出血的风险。因此，要学会调节情绪，保持心情愉悦。

急性胰腺炎来袭，紧急处理有方法

真的有用！

胰腺是人体消化系统中的重要一员，它分泌的胰液富含多种酶类，能对蛋白质、脂肪和糖类进行高效消化。然而，一旦某种原因导致胰酶在胰腺内部被异常激活，胰腺组织就可能遭受自身消化，进而引发水肿、出血甚至坏死等一系列病理反应，这种现象称为急性胰腺炎。

急性胰腺炎的诱因多种多样，包括胆道疾病、酗酒、过度饮食、药物刺激、代谢异常及感染等。其中，胆道疾病是急性胰腺炎最常见的病因之一。胆道结石和胆道感染等疾病，容易导致胆汁逆流入胰管，进而激活胰腺内的消化酶，最终诱发急性胰腺炎。

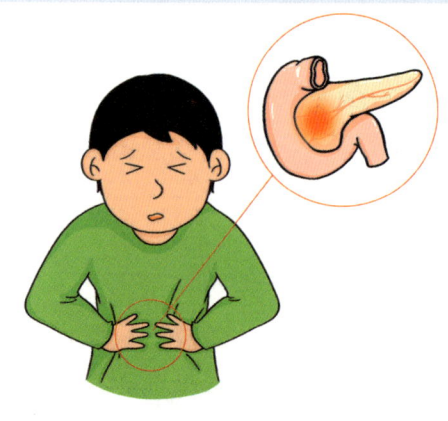

急救处置 EMERGENCY RESPONSE

▶ **禁食禁水**

当急性胰腺炎发作时,消化酶被异常激活,胰腺组织受损,因此首要任务是减轻胰腺的负担。在这种情况下,患者需要立即停止进食或饮水,以减少对胰腺的刺激。此外,患者还应该保持充分的休息,避免过度劳累,这对于恢复病情也有重要的作用。

▶ **体位稳定**

患者可以平躺在安静的环境中,避免外界干扰。如果有条件,可以将头部垫高一些,保持呼吸道通畅,有助于缓解呼吸困难等症状。不要按压或撞击腹部,以免加重胰腺损伤。

▶ **缓解症状**

可以将热水袋敷在患者的腹部,以缓解腹痛。

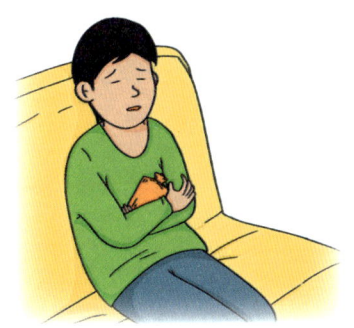

Tips 对于症状严重或持续加重的患者,应立即就医,接受专业的治疗。

急救须知 FIRST AID INSTRUCTIONS

[X] **避免自行用药**：应避免自行使用止痛药或其他药物。有些药物可能会刺激胰腺分泌，加重病情。因此，在用药方面，患者应保持谨慎，并严格遵循医嘱。

[✓] **出现以下情况应及时就医：**

① 注意腹痛的部位、性质、程度和持续时间。如果腹痛持续加重或扩散至其他部位，可能是病情恶化的表现。

② 注意呕吐物的颜色、量和性状。如果出现咖啡色或血性呕吐物，可能是消化道出血的表现。

③ 急性胰腺炎患者常伴有发热症状。如果体温持续升高或波动较大，可能是由于胰腺组织坏死、继发感染等原因引起。

④ 注意患者是否出现呼吸困难、呼吸急促等症状。如果出现这些症状，可能是呼吸衰竭的表现。

急救小百科

如何预防急性胰腺炎？

预防急性胰腺炎需要从生活习惯改善、饮食调整、疾病治疗等多个角度入手，采取综合性措施。

● 戒烟限酒和规律作息

烟草和酒精都对胰腺有直接的刺激作用，长期吸烟或酗酒会增加患急性胰腺炎的风险。戒烟、限酒有助于维持胰腺的健康状态。

● 调整饮食结构

饮食是预防急性胰腺炎的关键环节。应避免摄入高脂肪的、高胆固醇的食物，减少摄入刺激性食物。多摄入富含纤维素和维生素的食物，如新鲜蔬菜、水果和全谷类食物。同时，要保持饮食的规律性，避免暴饮暴食和过度饥饿。

● 积极治疗胆道疾病

胆道疾病是急性胰腺炎的常见病因之一。患有胆道结石、胆囊炎等胆道疾病的患者，应积极进行治疗，以降低急性胰腺炎的发生风险。

● 控制代谢性疾病

高脂血症、高钙血症等代谢性疾病也是急性胰腺炎的诱因之一。因此，要定期进行体检，及时发现并控制这些代谢性疾病，以避免引发急性胰腺炎。

● 预防感染

　　某些病毒感染,如腮腺炎病毒、柯萨奇病毒等,也可能诱发急性胰腺炎。因此,在流行病高发的季节,要加强个人防护,避免感染这些病毒。

● 谨慎用药

　　某些药物如激素类药物、硫唑嘌呤、氢氯噻嗪、吲哚美辛等也可诱发急性胰腺炎。患者应在医生指导下使用这些药物,并密切观察身体反应。

胆石症突袭，别慌！紧急处理小妙招 助你过关！

胆石症，即我们常说的胆结石，是胆道系统内的一种常见疾病，其主要表现为胆囊或胆管内结石的形成。这一疾病的临床表现多样，其中腹痛、发热、黄疸，以及消化道反应等都是常见的症状。尤其是当胆石症急性发作时，患者往往会遭受剧烈的腹痛、恶心、呕吐等痛苦，严重影响患者的生活质量。

急救处置 EMERGENCY RESPONSE

▶ 体位调整

当胆石症急性发作时，患者腹痛剧烈，可尝试让患者采取膝胸位，以减轻胆道压力。同时，保持呼吸道通畅，避免呕吐物误吸，防止窒息等危险情况的发生。

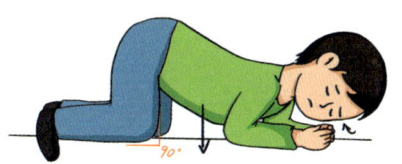

操作方法：大腿与平面尽量保持垂直，小腿和胸部尽量贴近平面，脸偏向一侧

▶ 禁食禁水

应严格禁食禁水。食物和水分的摄入会刺激胆囊收缩，加重患者的疼痛感。待疼痛有所缓解后，可逐渐恢复低脂的、低蛋白的、易消化的饮食。

▶ 缓解疼痛

可尝试采用深呼吸、按压痛点或将热水袋敷在疼痛部位等物理方法来缓解疼痛。但是，这些方法只能暂时减轻疼痛，并不能根治疾病。

肝俞穴、胆俞穴

肝俞穴：两肩胛下角连线，与后正中线的交点（第 7 胸椎棘突）再向下两个椎体（第 9 胸椎棘突），旁开 1.5 寸。

胆俞穴：先找到肝俞穴，然后在后正中线上找到第 10 胸椎棘突，旁开 1.5 寸。

按压这些穴位，有助于缓解胆石症引起的疼痛。具体操作时，可以让患者取俯卧位，用拇指或者手掌按压这些穴位。

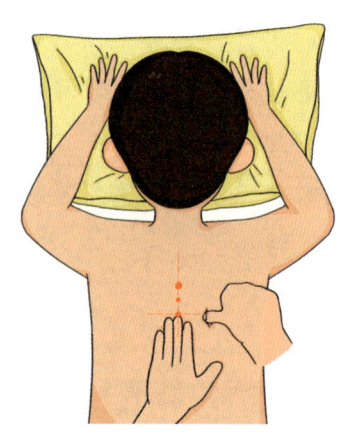

合谷穴

让患者取左侧卧位，右手伸直抬向头部，手的上抬幅度以右侧腹为水平方向自上打开约 130°，伸直的右手延长线与肝脏和胆囊一致。

施治者站在患者侧位的头顶前方，左手托住患者肘部，右手拇指轻轻按压患者右手示指侧的合谷穴，同时将患者右手往上拉，停留片刻后再反向推压合谷穴。如此慢慢反复三遍，疼痛即可缓解，甚至消除。

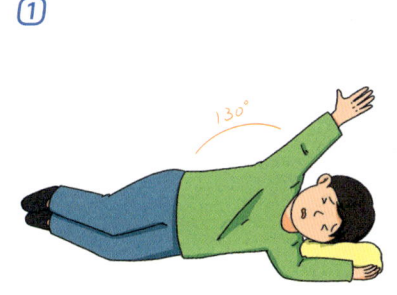 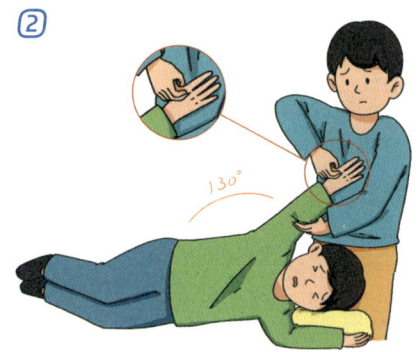

▶ 密切观察病情变化

在急救过程中,应密切观察患者的病情变化,包括疼痛程度、体温、脉搏、呼吸等生命体征。若出现高热、黄疸、休克等严重症状,应立即通知医生,做好进一步治疗的准备。

急救须知 💡 FIRST AID INSTRUCTIONS

[X] **避免过度活动**:过度活动可能会加重胆囊的负担,使疼痛加剧。患者应保持休息状态,等待医生的进一步治疗。

[X] **避免自行用药**:当胆石症急性发作时,不要盲目使用止痛药或其他药物,以免掩盖病情或引起其他不良反应。在使用任何药物前,都应向医生咨询并遵循医嘱。

[✓] **及时就医**:胆石症是一种需要专业治疗的疾病。无论症状轻重,患者都应及时就医,接受专业医生的诊断和治疗。医生会根据患者的具体情况制订个性化的治疗方案,帮助患者尽快恢复健康。

急救小百科

 如何避免胆石症的发生？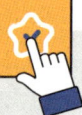

胆石症的发生与多种因素有关，了解这些因素有助于更好地预防这一疾病。

● 生活方式

喜静少动的生活方式可导致胆囊肌收缩力下降，胆汁排空延迟，从而增加胆汁淤积和结石形成的风险。因此，进行适当的运动对于预防胆石症具有重要意义。

● 体质和饮食

①肥胖和高脂肪饮食也是胆石症的重要诱因。肥胖和高脂肪饮食会导致血脂异常，使胆汁中的胆固醇含量升高，从而促进结石的形成。因此，保持健康的饮食习惯，减少高脂肪食物的摄入，对于预防胆石症至关重要。

②不吃早餐会使胆汁浓度增加，有利于细菌繁殖，增加胆石症发生的风险。因此，养成良好的饮食习惯，每天按时吃早餐，对于预防胆石症具有重要意义。

③餐后体位不当也可影响胆汁排泄，导致胆汁淤积和结石形成。因此，餐后应避免长时间保持蜷曲体位，应适当活动，以促进胆汁的排泄。

④每日饮水量应保证在2000毫升左右，以促进排尿，使易结石的物质排出体外。

● 原发病

由于胆囊收缩功能低下、胆汁排空不畅等，肝硬化患者也易形成胆结石。此类患者应积极治疗原发病，改善肝功能，以预防胆石症的发生。

● 预防寄生虫和细菌感染

寄生虫和细菌感染是结石形成的重要因素，因此，应注意饮食卫生，避免吃生食和不洁食物。

● 遗传因素

遗传因素也会在一定程度上影响胆石症的发生。有家族史的人群应更加注意预防胆石症的发生，定期进行体检和早期干预。

消化性溃疡急性发作，牢记这些急救方法 让你轻松应对！

消化性溃疡是常见的胃肠道疾病，常由胃酸过多、胃黏膜保护机制减弱等因素导致，给患者的日常生活带来不小的困扰。当消化性溃疡急性发作时，患者往往会出现剧烈的腹痛、恶心、呕吐等症状，严重时甚至出现消化道出血。

急救处置 EMERGENCY RESPONSE

▶ 保持安静与休息

保持安静平卧位，避免剧烈运动或情绪激动。运动和情绪激动会增加胃肠道的蠕动和胃酸分泌，进一步加重溃疡的疼痛感。保持室内安静，让患者能够得到充分的休息，有助于稳定病情，减轻不适感。

▶ 暂时禁食、禁饮

暂时禁食、禁饮，避免食物或水分刺激胃肠道，加重症状。食物和水分的摄入会增加胃酸的分泌，加重溃疡的损伤。待病情稳定后，再根据医生的建议逐渐恢复饮食，以低脂的、易消化的、富含营养的食物为主。

▶ 局部冷敷

疼痛感明显的患者使用冷水或冰水对胃部进行冷敷，有助于收缩血管，减轻胃部的充血和水肿，从而缓解疼痛。但需注意，冷敷时间不宜过长，以免对皮肤造成损伤。同时，冷敷只是暂时缓解疼痛的方法，不能替代专业治疗。

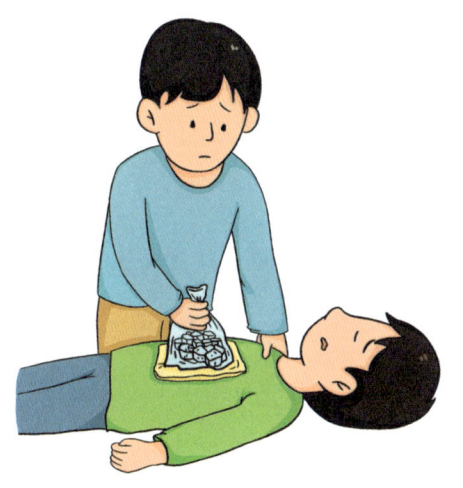

▶ 抗酸治疗

按照说明书或医生建议给患者服用抗酸药物，能中和胃酸，减轻胃酸对胃黏膜的刺激，从而缓解溃疡的疼痛。但需注意，抗酸药物可能与其他药物存在相互作用，且长期使用可能会导致不良反应的发生，因此在使用前应咨询医生或药师。

急救须知 💡 FIRST AID INSTRUCTIONS

☑ **密切监测生命体征**：家属应密切关注患者的生命体征变化，包括体温、呼吸、心率、血压等。如出现异常情况，应立即拨打急救电话，寻求专业医护人员的帮助。

☑ **关注呕吐物与粪便情况**：注意观察患者的呕吐物及粪便的颜色和量。若出现呕血或黑便等消化道出血症状，应高度警惕，可能是消化性溃疡导致的血管破裂。此时，需立即就医，接受止血和进一步治疗。

☑ **及时就医**：当消化性溃疡急性发作时，患者应及时就医，接受医生的专业诊断和治疗。

◂◂◂ 急救小百科

消化性溃疡怎么预防？

预防消化性溃疡的关键在于消除病因和增强胃黏膜的抵抗力。可以从以下几个方面着手。

● **避免暴饮暴食**

多食用易消化的、富含营养的食物，如瘦肉、鱼类、蔬菜、水果等。避免辛辣、油腻、生冷等刺激性食物的摄入，以减少对胃肠道的刺激。

● **养成良好的生活习惯**

避免熬夜、过度劳累等不良生活习惯。适当进行体育锻炼，可以增强身体素质，提高免疫力。

● **放松心情**

学会调整心态，保持心情愉悦。调节长期紧张、焦虑等负面情绪，以免对胃肠道造成不良影响。可以通过冥想、瑜伽等方式放松心情，缓解压力。

● **戒烟限酒**

吸烟和过量饮酒都会对胃黏膜造成损伤，增加消化性溃疡的发生风险。因此，应尽早戒烟限酒，保护胃黏膜。

胃穿孔的紧急自救与应对指南

忽视不得！

胃穿孔是胃壁全层破裂，导致胃内容物进入腹腔的严重疾病。其常见诱因包括消化性溃疡、急性胃炎、外伤、胃肠道梗阻及药物或酒精滥用等。胃穿孔的危害在于可能引起急性腹膜炎、肠道麻痹，严重时甚至导致休克和死亡。

急救处置 EMERGENCY RESPONSE

▶ **判断是否发生胃穿孔**

以下是一些可能表明发生胃穿孔的迹象。

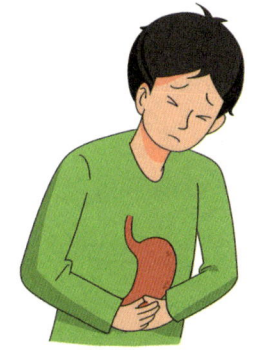

突发剧烈腹痛

疼痛位于上腹部或中腹部，迅速加剧，刀割样的剧烈疼痛让患者难以忍受。

腹部僵硬如板

由于腹膜受到刺激，腹部肌肉紧张，触摸时感觉腹部硬邦邦的，因此称为"板状腹"。

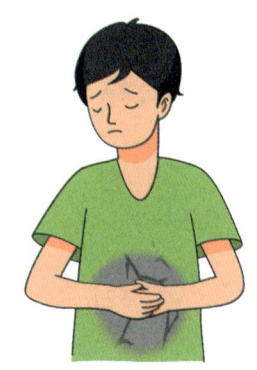

恶心呕吐

常伴有频繁呕吐，呕吐物中可能含有血液或胆汁。

休克症状

当病情严重时，可能出现面色苍白、出冷汗、四肢湿冷、脉搏细速、血压下降等休克表现。

▶ 怀疑发生胃穿孔时，立即采取措施

① 停止进食和饮水：立即停止进食和饮水，以免加重腹腔污染。

② 避免移动：尽量不要移动患者，特别是不要长途转运，以免加重穿孔部位损伤或引起更严重的并发症。

③ 拨打急救电话：迅速拨打 120，详细说明患者症状、所在位置及联系方式，等待专业医护人员到来。

④ 在等待救援的过程中，可以让患者尝试深呼吸，有助于缓解其紧张情绪和疼痛。也可以给患者盖上衣物或毯子，保持身体温暖，有助于减轻其不适感。

急救须知 💡 FIRST AID INSTRUCTIONS

☒ **避免自行催吐**：虽然有时催吐可以帮助排出胃内有害物质，但在胃穿孔的情况下，催吐可能使胃内容物进一步流入腹腔，加重污染和损伤。

☑ **观察生命体征**：家属应密切关注患者的生命体征变化，包括体温、呼吸、心率、血压等。如出现异常情况，应立即拨打急救电话，寻求专业医护人员的帮助。

☑ **保持呼吸道通畅**：如果患者出现呕吐物堵塞呼吸道的情况，应立即清理，保持呼吸道通畅，以防发生窒息。

☑ **保持情绪稳定**：患者和家属应尽量保持冷静，不要过度紧张和恐慌，以免影响判断力和急救效果。

急救小百科

如何降低胃穿孔的发生风险？

在日常生活中采取一些预防措施，可以有效降低胃穿孔的发生风险。

● 合理饮食

① 规律饮食：保持定时定量的饮食习惯，避免暴饮暴食和长时间饥饿。
② 细嚼慢咽：充分咀嚼食物，可以减轻胃肠负担，避免因食物团块过大划伤胃黏膜。
③ 避免食用刺激性食物：减少辛辣、油腻、生冷等刺激性食物的摄入，以免刺激胃黏膜，引发炎症或溃疡。
④ 戒烟限酒：烟草和酒精对胃黏膜都有很大刺激性，长期吸烟饮酒易导致胃炎、胃溃疡等疾病，进而增加胃穿孔的风险。

● 积极治疗原发病

① 胃炎与胃溃疡：有胃炎、胃溃疡等疾病的患者，应积极治疗，定期复查胃镜，以了解病情变化。
② 幽门螺杆菌感染：幽门螺杆菌是胃炎、胃溃疡的重要致病菌之一，发现感染后应及时进行治疗。

● 慎用药物

① 非甾体抗炎药：长期或大量使用阿司匹林、布洛芬等药物，易损伤胃黏膜，导致胃炎、胃溃疡，甚至胃穿孔。因此，在使用这类药物时应遵医嘱，并注意观察胃部反应。

② 激素类药物：长期使用激素类药物可能导致胃黏膜损伤和溃疡形成，应谨慎使用并定期复查胃镜。

05

泌尿系统负责将体内多余的水分、无机盐、尿素及尿酸等代谢废物,通过肾脏的过滤作用形成尿液,再经由输尿管、膀胱和尿道排出体外。这一过程如同城市中的下水道系统,确保体内环境的清洁与稳定,对于维持人体正常的新陈代谢和生命活动至关重要。

人体的下水道——
泌尿系统

输尿管结石的疼痛真要命！
快试试这样做

输尿管结石往往伴随着剧烈疼痛，使患者饱受折磨，痛苦不堪。结石在输尿管内移动，会不断刺激管壁，导致痉挛性疼痛，严重时使患者无法正常生活和工作。

急救处置 EMERGENCY RESPONSE

▶ **缓解疼痛**

① 热敷：将热水袋或热毛巾放在腰部疼痛处进行热敷，有助于放松肌肉，缓解痉挛性疼痛。但请注意，热敷时温度不宜过高，以免烫伤皮肤。

② 休息：找一个安静的、舒适的地方躺下休息，避免剧烈运动或劳累，以减少对输尿管的刺激。

③ 调整体位：尝试改变体位，如侧卧位或膝胸卧位，这有助于结石在输尿管中移动至更易排出的位置，从而缓解疼痛。

▶ 饮水与排尿

① 增加饮水量：大量饮水可以增加尿量，有助于结石的排出。建议每天至少饮用 2000 毫升水，并尽量多次饮用。

② 观察尿液：在排尿时应注意观察尿液中是否有结石。如果发现有结石，应将其收集起来并保存好，以便后续就医时给医生查看。

▶ 使用药物

在疼痛难以忍受时，可以考虑使用非甾体抗炎药（如布洛芬）等非处方药，以缓解疼痛。但请注意，这些药物只是暂时缓解疼痛，并不能解决结石问题。

▶ 寻求医疗帮助

如果疼痛剧烈且伴有发热、恶心、呕吐等症状，或者出现血尿、脓尿等情况，应立即就医，这可能是结石引起严重并发症的信号。

急救须知 FIRST AID INSTRUCTIONS

[X] **避免剧烈运动**：在疼痛发作期间，不要进行剧烈运动或体力活动，以免加重对输尿管的刺激和损伤。在疼痛缓解后，可逐渐增加活动量，但要避免过度劳累和剧烈运动。

[X] **不要自行尝试排石**：不要自行尝试使用各种方法（如跳跃、倒立等）来排石。这些方法可能无法有效地促进结石排出，甚至可能加重病情。在医生的指导下进行治疗和排石是关键。

急救小百科

输尿管结石的预防与易发人群？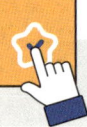

● 输尿管结石的预防

①饮食调整：保持饮食均衡，减少高嘌呤食物（如动物内脏、海鲜等）的摄入，增加蔬菜、水果和粗粮的摄入。这有助于降低尿液中尿酸和草酸盐等物质的浓度，避免结石的形成。

②适量运动：可以促进新陈代谢和血液循环，有助于避免结石的形成。但请注意，在疼痛发作期间要避免剧烈运动。

③避免滥用药物：如果长期服用利尿剂、抗生素等药物，会增加患上输尿管结石的风险。因此，当使用这些药物的时候，一定要严格按照医生的指示进行，确保不过量，不滥用。

● 输尿管结石的易发人群

①男性：男性比女性更容易患上输尿管结石，可能与男性的生理结构和饮食习惯有关。

②中老年人：随着年龄的增长，人体的代谢和排泄功能逐渐下降，容易引发结石问题。

③有尿路疾病史的人：如有尿路感染、尿路梗阻等病史的人更容易患上输尿管结石。

包皮嵌顿不容忽视！教你轻松处理一学就会！

包皮嵌顿，主要发生在包皮翻转的过程中，由于未能及时复位，导致包皮口紧紧束缚阴茎头，严重阻碍局部血液循环的流畅。一旦遭遇包皮嵌顿，若未能得到及时的、妥善的处理，很可能会诱发水肿，产生剧烈疼痛，甚至可能引发组织坏死等严重后果。

急救处置 EMERGENCY RESPONSE

▶ **手法复位**

在包皮嵌顿的初期，如果情况不严重，可以尝试自行复位，手法如下。

	准备	用温水清洗双手和阴茎，确保操作环境清洁。在包皮嵌顿处涂抹一些润滑剂
	操作	轻轻握住阴茎，使用一只手的拇指和示指轻轻挤压阴茎头
		同时用另一只手的拇指和示指轻轻向阴茎头方向推拉包皮
		在操作过程中，应逐渐加压以减轻水肿，并尝试将包皮推回原位
	注意事项	当手法复位时，应确保操作轻柔，不要用力过度或粗暴操作，以免加重疼痛或造成二次损伤

▶ 冷敷缓解肿胀

	准备	取一块干净的毛巾或纱布，包裹适量的冰块或冰袋
	操作	将冷敷物轻轻敷在包皮嵌顿的肿胀部位，冷敷时间不超过15分钟。冷敷可以收缩血管，缓解肿胀和疼痛
	注意事项	当冷敷时，应避免冰块或冰袋直接接触皮肤，以免造成冻伤。同时，要密切观察冷敷部位的皮肤情况，如有异常，应立即停止冷敷

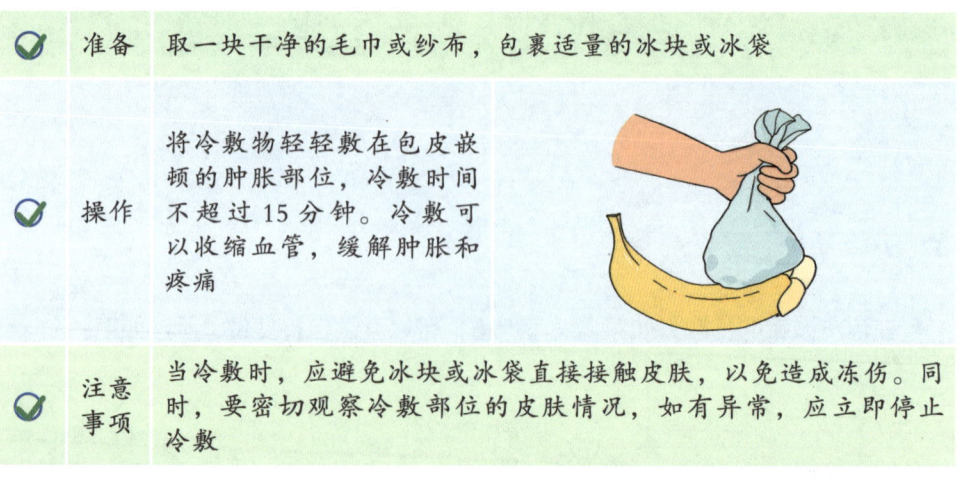

▶ 抬高臀部

		如果手法复位后包皮嵌顿的症状仍未得到缓解，可以尝试抬高臀部。将臀部抬高至高于心脏水平的位置，有助于促进血液回流，减轻肿胀和疼痛
✓	操作	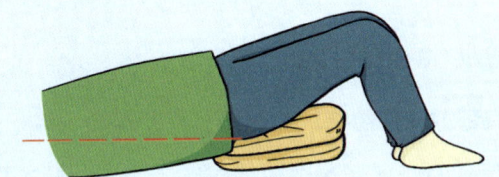
✓	注意事项	当抬高臀部时，要确保患者舒适并保持稳定。如有需要，可以使用枕头或毛毯等物品垫高下肢

▶ 及时就医

若尝试自我复位失败或嵌顿时间过长，应立即就医，寻求专业帮助。医生会采取手法复位或手术治疗等方法，迅速解除嵌顿，恢复血液循环。患者应积极配合医生的操作，确保治疗顺利进行。

急救须知 FIRST AID INSTRUCTIONS

☒ **不要强行拉扯**：在尝试自行复位时，千万不要强行拉扯包皮。这样做可能会加重疼痛，损伤阴茎组织，甚至导致更严重的后果。如果复位困难或疼痛剧烈，应立即停止操作，并寻求专业医生的帮助。

☒ **不要使用有刺激性的药物**：在处理包皮嵌顿的过程中，不要随意使用有刺激性的药物或涂抹药膏。这些药物可能会刺激阴茎皮肤，加重肿胀和疼痛。如有需要，应在医生的指导下使用合适的药物。

☒ **不要忽视疼痛**：包皮嵌顿引起的疼痛可能是剧烈的、持续的。如果疼痛难以忍受或持续加重，不要忽视，应立即前往医院就医，以免延误治疗时机。

☒ **不要随意使用止血带**：当包皮嵌顿导致出血时，有些患者可能会使用止血带来止血。但是，这种做法是不正确的。止血带可能会阻碍血液循环，加重肿胀和疼痛。如有出血情况发生，应使用干净的纱布或绷带轻轻包扎伤口，并立即就医。

急救小百科

 如何预防包皮嵌顿的发生？

预防胜于治疗。在应对包皮嵌顿这一紧急状况时，更应重视预防措施的落实。

● 个人卫生

男性朋友们应保持外生殖器的清洁干燥，定期更换内裤，避免细菌滋生。同时，注意性生活卫生，避免不洁性行为，降低感染风险。良好的个人卫生习惯是预防包皮嵌顿等生殖器问题的基础。

● 避免过度刺激

在进行性行为时，要避免过度刺激阴茎和包皮。使用合适的润滑剂和正确的姿势可以减少对阴茎的摩擦和损伤。同时，要避免使用过于粗糙或刺激的物品来刺激阴茎。

● 及时处理包皮过长

若存在包皮过长，应及时就医并接受专业医生的诊断和治疗。医生可能会建议进行手术矫正或采取其他治疗措施来降低包皮嵌顿的风险。

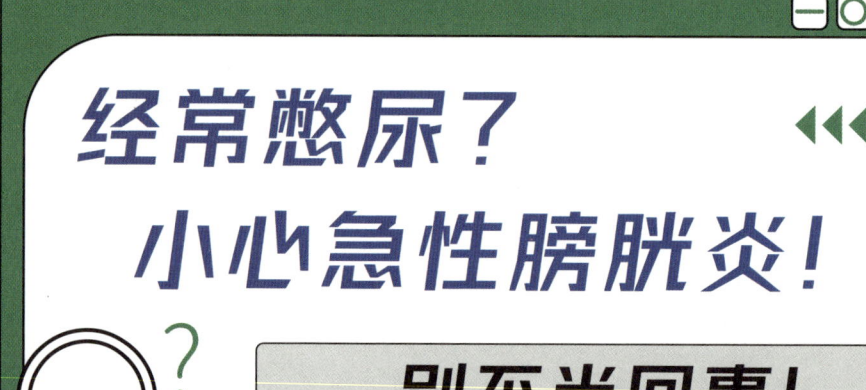

经常憋尿？小心急性膀胱炎！别不当回事！

大多数人可能有一个无意识的习惯，它隐藏着巨大的健康风险，那就是憋尿。长期或频繁地憋尿会导致膀胱承受巨大压力，更有可能引发急性膀胱炎等严重疾病。急性膀胱炎是一种常见的尿路感染，通常由于细菌侵入膀胱并引起炎症所致。当出现尿频、尿急、尿痛等典型症状时，很可能就是急性膀胱炎。

急救处置 EMERGENCY RESPONSE

▶ 立即排尿

感到尿急时，不要拖延，应立即排尿。这可以防止膀胱内的细菌滋生，以免发生炎症。

▶ 多喝水

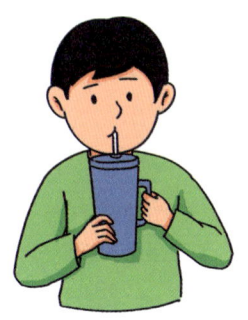

多喝水可以增加尿量，帮助冲洗尿道，减少细菌在尿道内的停留时间。建议每天至少喝2000毫升水，但如果已经患有急性膀胱炎，可以适量增加饮水量。

▶ 热敷膀胱区

将温热的毛巾或热水袋轻轻敷在膀胱区（即下腹部），可以缓解膀胱痉挛和疼痛。但请注意，热敷温度不宜过高，以免烫伤皮肤。

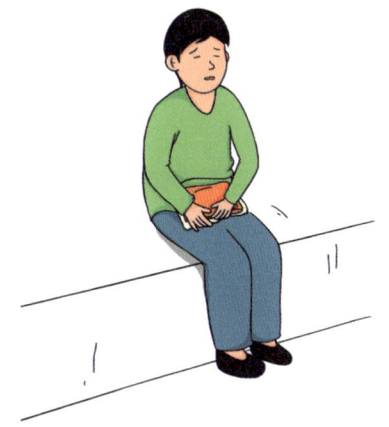

▶ 尝试使用非处方药

在症状较轻的情况下，可以尝试使用非处方药如布洛芬或对乙酰氨基酚来缓解膀胱区的疼痛。但注意，这些药物仅能起到暂时缓解疼痛的作用，并不能治愈急性膀胱炎。如果症状持续加重或无法缓解，应及时就医。

▶ 使用抗炎药物

可以在医生的建议下，使用一些抗炎药物来减轻膀胱的炎症。例如，某些非甾体抗炎药可以缓解膀胱的疼痛和不适感。

急救须知 FIRST AID INSTRUCTIONS

☒ **不要憋尿**：憋尿是引起急性膀胱炎的主要原因之一。因此，感到尿急时，一定要及时排尿，避免长时间憋尿。

☒ **不要随意使用抗生素**：虽然抗生素是治疗急性膀胱炎的主要药物，但是并非所有抗生素都适用于治疗急性膀胱炎。此外，滥用抗生素可能会导致细菌产生耐药性。因此，在使用抗生素前，请务必向医生咨询。

☒ **不要使用刺激性强的洗液或药物**：在清洗尿道时，应避免使用刺激性强的洗液或药物。这些洗液或药物会刺激尿道黏膜，加重炎症。建议使用温和的清水或生理盐水清洗尿道。

☒ **避免摄入刺激性食物和饮料**：在急性膀胱炎发作期间，应避免摄入刺激性食物和饮料，如辣椒、咖啡等。这些食物和饮料可能会刺激膀胱，加重炎症。

☒ **不要忽视症状**：急性膀胱炎的症状虽然常见，但是如果不及时治疗，可能会导致病情恶化。因此，一旦出现尿频、尿急、尿痛等症状，应尽快采取措施进行治疗。

急救小百科

如何降低急性膀胱炎的发生风险？

除了解急救处置方法和避免急救误区外，还需要通过一些预防措施来降低急性膀胱炎的发生风险。

● 保持个人卫生

保持个人卫生是预防急性膀胱炎的重要措施之一。建议每天洗澡，更换内衣裤，保持外生殖器的清洁。此外，上完厕所要用纸巾擦拭干净，避免细菌滋生。

● 避免长时间憋尿

长时间憋尿会导致膀胱持续充盈状态，增加细菌侵入膀胱的风险。因此，要养成定时排尿的习惯，避免长时间憋尿。

● 合理使用抗生素

在使用抗生素时，要遵循医生的建议和指导，按时按量服用。不要随意增减药量或停药，以免影响治疗效果或导致细菌耐药性的产生。

● 注意性生活卫生

注意性生活卫生也是预防急性膀胱炎的重要措施之一。建议在性生活前后清洗外生殖器，采取安全的性行为方式，避免性伴侣之间的交叉感染。

● 尿路结石

尿路结石可导致尿路梗阻，使尿液在膀胱内滞留，为细菌滋生提供条件。因此，应定期体检，及时发现和治疗尿路结石。

明明有尿却尿不出来，尿闭怎么解决？

实用方法分享

尿闭，也称为尿潴留，是指尿液无法正常排出的症状。其常见原因主要包括以下几个方面：尿道梗阻，如前列腺增生、尿道狭窄、尿道结石等；膀胱问题，如膀胱炎症、膀胱结石、膀胱肿瘤等；神经源性膀胱功能障碍，如脊髓损伤、糖尿病神经病变等；药物或手术影响，某些药物或手术（如盆腔手术）可影响排尿功能；其他，如尿路感染、尿道损伤、先天性尿路异常等。

急救处置 EMERGENCY RESPONSE

▶ 尝试放松

紧张和焦虑会加重尿闭的症状。尝试深呼吸，放松身体，并给自己一些时间和空间来放松心态。这有助于缓解膀胱和尿道肌肉的紧张，促进排尿。

▶ 声音刺激

尝试使用流水声或口哨声等声音刺激，引起排尿反射。

▶ 轻柔按摩下腹部

轻柔按摩下腹部（即膀胱区）可以促进膀胱的收缩和松弛，有助于排尿。但应确保按摩动作轻柔，避免过度用力或按摩时间过长。

▶ 尝试变换体位

改变体位可以帮助尿液排出。例如，从坐姿改为站立或蹲姿，找到最适合自己的排尿方式。

▶ 温水刺激

用温水轻轻冲洗外阴部，可刺激排尿反射。

▶ 尝试热敷或冷敷

热敷或冷敷膀胱区可能对某些患者有帮助。热敷可以促进血液循环，缓解膀胱肌肉的紧张；冷敷则可以减轻炎症和肿胀。请根据自身情况选择适合的方法，并确保温度适宜，避免烫伤或冻伤。

▶ 寻求医疗帮助

如果上述措施无法解决尿闭的症状，或者出现严重的疼痛、血尿等症状，应立即就医。医生会进行详细的检查，并制订相应的治疗方案，如使用导尿管等。

▶ 遵医嘱使用药物

在医生的指导下，可以使用一些药物来辅助排尿。例如，某些利尿剂可以增加尿量，帮助尿液排出；某些解痉药可以缓解膀胱肌肉的紧张，促进排尿。但请注意，这些药物需要在医生的指导下使用，不可自行滥用。

急救须知 FIRST AID INSTRUCTIONS

[×] **不要强行排尿**：如果排尿困难，不要用力挤压或采用极端方法强行排尿，以免加重膀胱和尿道肌肉的损伤。

[×] **避免自行使用导尿管**：除非在医生指导下，否则不要自行使用导尿管。不正确地使用导尿管可能导致感染或引发其他并发症。

[×] **不要使用有刺激性的药物或洗液**：某些刺激性强的药物或洗液会刺激尿道黏膜，加重炎症和疼痛。因此，在使用任何药物或洗液前，请务必咨询医生。

[×] **不要忽视疼痛**：如果尿闭伴随疼痛、血尿等症状，请不要忽视这些症状。这些症状可能是泌尿系统疾病的征兆，需要及时就医。

[×] **不要拖延就医**：如果尿闭的症状持续不减或有加重的趋势，请立即就医。拖延就医可能会导致病情恶化，甚至引起严重的并发症。

急救小百科

如何预防尿闭？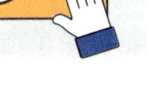

预防胜于治疗。为了更好地预防尿闭，需要从日常生活做起，加强保健意识。

● 健康饮食

饮食对于泌尿系统的健康至关重要。保持饮食均衡，摄入足够的水分和纤维素，有助于预防尿路感染和结石的形成，从而降低尿闭的发生风险。建议多食用新鲜蔬果、粗粮等富含营养的食物。

● 避免长时间憋尿，保护膀胱功能

长时间憋尿会导致膀胱过度充盈，增加排尿困难的风险。因此，要尽量及时排尿，保护膀胱的正常功能。

● 注重个人卫生，预防尿路感染

保持外阴部的清洁是预防尿闭的重要措施之一。建议每天清洗外阴部，并更换干净的内裤，避免细菌感染。此外，还要注意性生活的卫生和安全，避免不洁性行为对泌尿系统造成损害。

● 避免长时间保持同一姿势

长时间保持同一姿势，特别是久坐或久站，可能会导致盆底肌肉紧张，增加排尿困难的风险。因此，建议适时调整姿势，多起身走动，或进行盆底肌肉的放松练习，如深呼吸、瑜伽等，有助于避免尿闭发生。

● 控制药物使用

部分药物可能会影响排尿功能,如某些抗抑郁药、抗高血压药(如钙通道阻滞剂)等。如果正在服用这些药物,并且出现了尿闭症状,建议向医生咨询,了解是否可以调整药物剂量或更换其他药物。

● 重视基础疾病

尿闭可能是某些基础疾病(如前列腺增生、尿道结石、神经源性膀胱等)的表现,需在治疗尿闭的同时关注并治疗原发病。

痛到无法呼吸，睾丸外伤的紧急处理 耽误不得！

睾丸外伤是一种突发的疼痛状况，往往是由于男性在运动、工作或其他意外情况下，睾丸或附睾遭受了外力撞击、损伤等导致的剧烈疼痛。睾丸外伤不仅使男性感到身心备受煎熬，还可能导致一系列并发症，例如睾丸出血、睾丸破裂、附睾炎等，严重时还会对生育能力构成潜在威胁。因此，男性在日常生活中要时刻注意保护睾丸，避免遭受意外伤害。

急救处置 EMERGENCY RESPONSE

▶ **立即停止活动并休息**

当发生睾丸外伤时，应立即停止任何活动，避免进一步加重伤势。找一个安全的地方坐下或躺下，尽量放松身体，以减轻疼痛。

▶ 检查伤情

轻轻触摸受伤部位，观察是否有肿胀、出血或皮肤破损。但需注意，由于睾丸部位较为敏感，触摸时应尽量轻柔，避免加重疼痛。

▶ 冷敷

如果睾丸出现肿胀，可以使用冷敷来减轻肿胀。将冰块包裹在毛巾或布袋中，然后轻轻敷在受伤部位，每次冷敷时间不超过 20 分钟，每隔几小时重复一次。但需注意，冷敷时应避免冰块直接接触皮肤，以免造成冻伤。

▶ 抬高阴囊，适度固定

为了进一步减轻睾丸的肿胀和疼痛，可以将阴囊轻轻抬高，以促进血液回流，加速康复。此外，使用柔软的绷带或布料适度固定阴囊，可以防止睾丸因活动而进一步受损。但需注意，固定阴囊时务必适度，避免过紧影响血液循环。

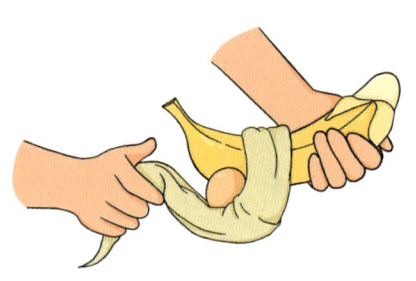

▶ 及时寻求专业医疗帮助

在发生睾丸外伤后，务必尽快就医，接受专业医生的检查和诊断。医生会根据伤情的严重程度，制订个性化的治疗方案。对于轻微的擦伤或拉伤，可能仅需休息和冷敷；而对于严重的外伤，如睾丸破裂或血肿，可能需要进行紧急手术治疗。

急救须知 💡 FIRST AID INSTRUCTIONS

☒ **不要用力按摩或揉捏受伤部位**：用力按摩或揉捏受伤部位会加重伤势，导致更严重的疼痛和肿胀，应轻轻触摸并观察伤情。

☒ **不要热敷**：虽然在某些情况下热敷可以缓解疼痛，但是对于睾丸外伤，热敷可能会加重肿胀和疼痛。因此，在受伤后应选择冷敷。

☒ **不要自行使用止痛药**：虽然止痛药可以暂时缓解疼痛，但是也可能掩盖病情。在就医前，最好不要自行使用止痛药，以免干扰医生的诊断。

☒ **避免剧烈运动**：在睾丸外伤痊愈之前，不要进行剧烈运动或重体力劳动，以免加重伤势或影响恢复。

☑ **保持局部清洁**：注意睾丸外伤部位的清洁，避免发生感染。在医生的建议下，可以使用适量的抗生素药膏或消毒剂进行清洁。

急救小百科

怎么降低睾丸外伤风险?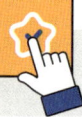

了解睾丸外伤的预防措施,有助于降低受伤风险。

● **提高安全意识**

在进行高风险活动前,应掌握正确的运动技巧和动作要领,避免因动作不当而导致睾丸外伤。不要与他人发生肢体冲突或暴力行为,以降低睾丸受到外力撞击的可能性。

● **穿着合适的内裤**

选择透气性好的、松紧适中的内裤,避免过紧内裤对睾丸造成压迫。

● **避免长时间骑行**

长时间骑行会对睾丸造成压迫和摩擦,容易引发外伤。如果需要长时间骑行,应选择适合的骑行装备,并适当调整骑行姿势。

● **避免长时间久坐,保持血液循环通畅**

长时间久坐会导致阴囊部位血液循环不畅,增加睾丸受伤的风险。因此,应尽量避免长时间久坐,适当起身活动,以促进血液循环。在工作或学习中,可以每隔一段时间起身走动一下,或者进行一些简单的伸展运动,以减少长时间久坐带来的危害。

06

运动系统由骨骼、关节和肌肉三大部分组成，构成了人体的基本框架，支撑着身体的重量，并保护着内脏器官。骨骼提供硬质的支撑结构，关节使身体能够灵活运动，而肌肉则通过收缩和舒张产生力量，驱动身体进行各种活动。这三大部分共同协作，确保了人体的稳定与运动能力，是维持生命活动不可或缺的基础。

人体的支柱——运动系统

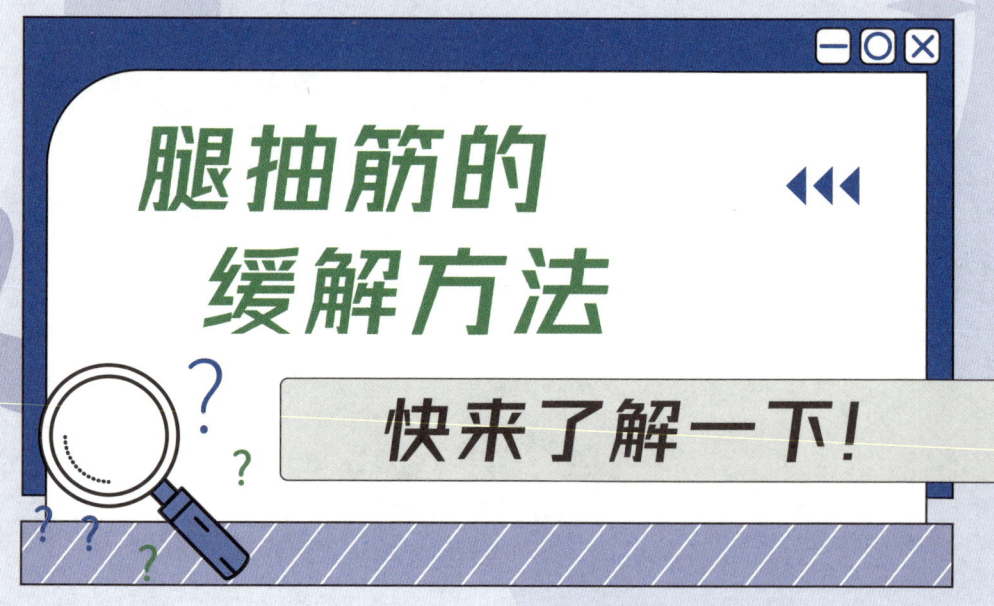

腿抽筋的缓解方法

快来了解一下！

抽筋，也被称为肌肉痉挛，是一种常见的肌肉自发性强直性收缩，人们常常会感到肌肉痉挛性疼痛。这种疼痛通常较为剧烈，会影响人们的日常生活和睡眠质量。在医学上，肌肉痉挛通常是由肌肉疲劳、血液循环不畅、神经系统紊乱、营养缺乏等多种因素引起的，而夜间腿抽筋的现象更常见，通常是由夜间气温较低、肌肉疲劳、血液循环不畅等因素引起的。

急救处置 EMERGENCY RESPONSE

▶ **拉伸抽筋的肌肉**

当腿抽筋时，应立即停止活动，并尝试拉伸抽筋的肌肉。

小腿抽筋

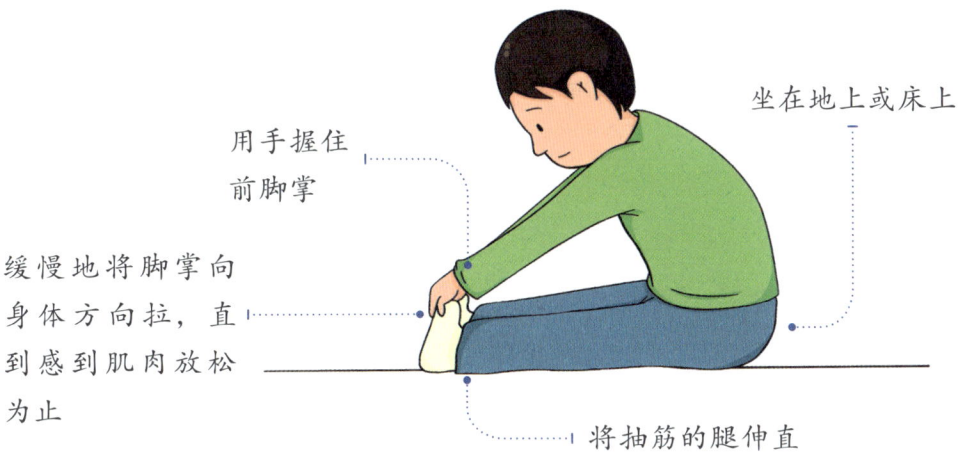

保持这个姿势 15 ~ 30 秒，然后慢慢放松

大腿抽筋

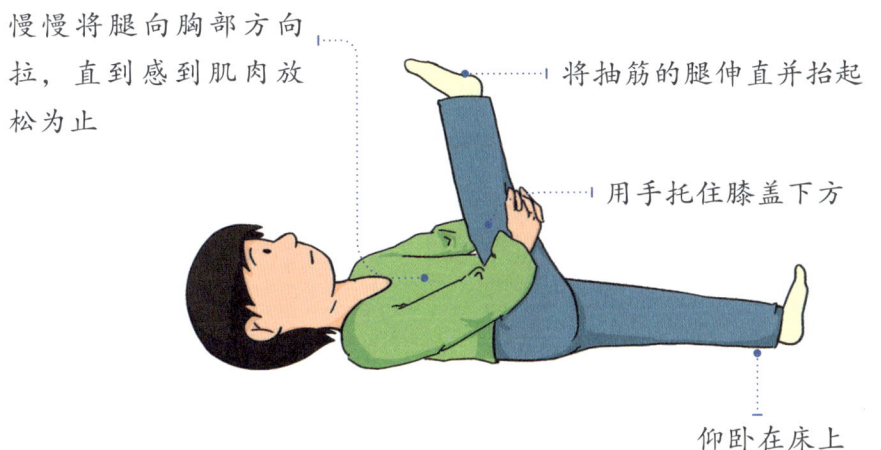

保持这个姿势 15 ~ 30 秒，然后慢慢放松

▶ 按摩抽筋的肌肉

在拉伸抽筋的肌肉时，可以用另一只手轻轻按摩，帮助肌肉放松。按摩时力度要适中，避免过度用力导致肌肉受伤。

▶ 热敷

如果是夜间睡眠时腿部受凉引起的抽筋，热敷是一个有效的缓解方法。热敷可以促进局部血液循环，改善血液循环不畅导致的肌肉痉挛，从而缓解抽筋的症状。

▶ 穴位按摩

承山穴

在小腿后面正中，当伸直小腿或足跟上提时，腓肠肌肌腹下出现的尖角凹陷处即是承山穴。用拇指或示指指腹按揉承山穴，力度要适中，以局部酸胀微痛为宜。每次按揉 2 分钟左右，可迅速缓解腿抽筋的症状。

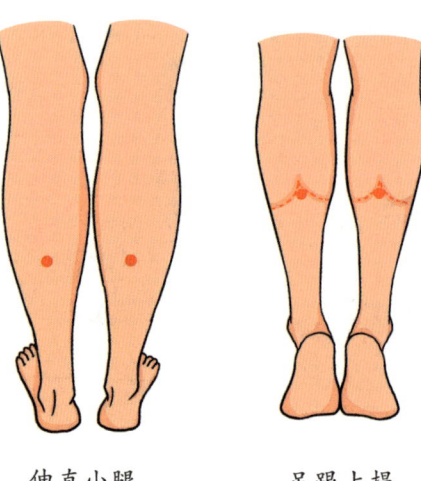

伸直小腿　　　足跟上提

足三里穴

足三里穴在小腿外侧，犊鼻（外膝眼）下3寸，犊鼻与解溪连线上。用拇指指腹垂直按压足三里穴，以有酸胀感为宜，每次按压5～10分钟，有助于缓解腿部肌肉紧张。

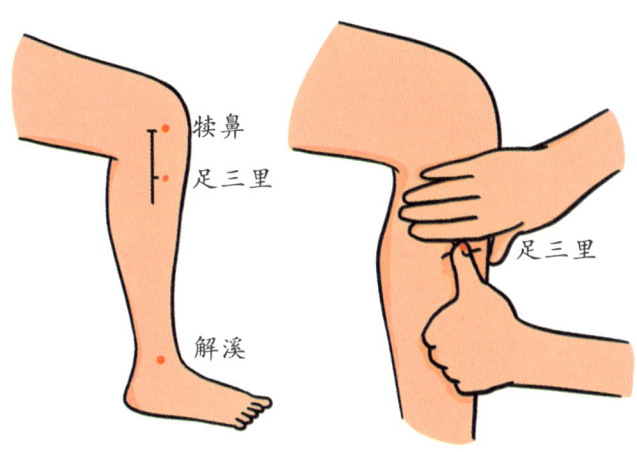

▶ 补充水分和电解质

腿抽筋可能与身体缺水或电解质失衡有关。因此，在急救过程中要注意补充水分和电解质。可以适量饮用温水或运动饮料来补充身体所需的水分和电解质。

▶ 休息和放松

在抽筋缓解后，要注意休息和放松身体。不要长时间保持同一姿势或进行剧烈运动，以免再次诱发抽筋。可以进行一些轻柔的伸展运动或按摩来放松肌肉。

急救须知 💡 FIRST AID INSTRUCTIONS

☒ **不要强行拉伸肌肉**：虽然拉伸抽筋的肌肉是缓解疼痛的有效方法，但是强行拉伸可能会导致肌肉拉伤或加重疼痛。因此，在拉伸时要保持适度的力度和速度，避免用力过度。

☒ **不要过度按摩**：按摩抽筋的肌肉时也要注意力度和频率。过度按摩可能会导致肌肉受伤或加重疼痛，应该轻柔地按摩抽筋的肌肉。

☒ **不要立即进行剧烈运动**：在抽筋缓解后，不要立即进行剧烈运动或长时间保持同一姿势，否则会导致肌肉再次紧张或诱发新的抽筋。应该适当休息和放松身体，避免再次受伤。

☒ **不要忽视其他症状**：如果腿抽筋频繁发生或伴有其他症状（如发热、心悸等），可能是身体存在其他问题的表现。这时应该及时就医检查，以便找到并治疗潜在的健康问题。

急救小百科

预防腿抽筋有什么办法？

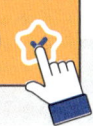

● **补充足够的电解质**

电解质失衡是导致腿抽筋的原因之一。因此，要注意补充足够的电解质，尤其是钙、镁和钾等微量元素。人们可以通过饮食或运动饮料来补充电解质。

● **运动与锻炼**

①控制运动量：适度运动可以增强肌肉力量和柔韧性，减少肌肉紧张和抽筋的风险。

②充分热身：在进行任何体育活动或锻炼前，都要进行充分的热身运动，特别是针对腿部肌肉的拉伸和准备活动。这有助于促进血液循环，减少抽筋的发生。

③加强日常锻炼：在日常生活中，加强腿部肌肉锻炼，如散步、慢跑、骑自行车等，可以增强肌肉力量和耐力，减少抽筋的发生。

● **保持良好的睡眠姿势**

不良的睡眠姿势可能会压迫或拉伸腿部肌肉，导致抽筋的发生。因此，要保持良好的睡眠姿势，避免长时间保持同一姿势或压迫腿部肌肉。

● **注意保暖**

寒冷的天气或环境也可能导致腿抽筋的发生。因此，在寒冷的环境中锻炼或睡觉时，要注意保暖，以减少因寒冷引起的肌肉收缩和抽筋。

崴脚非小事，科学处理最关键

照着做就行了！

崴脚，即踝关节扭伤，是日常生活中常见的损伤。虽然看似普遍，但是如果处理不正确，可能会导致慢性疼痛、关节不稳等后遗症。因此，了解并掌握科学的急救处置方法至关重要。

急救处置 EMERGENCY RESPONSE

▶ 休息与制动

当崴脚发生时，应立即停止活动，避免进一步损伤。可以找一个安全的地方坐下或躺下，尽量抬高受伤的脚，以减少肿胀。如果允许的话，用绷带、布条等固定受伤的脚，以减轻疼痛和防止损伤加重。

冷敷

在崴脚后的初期,可以使用冷敷来减轻疼痛和肿胀。将冰袋或冰块包裹在毛巾中,敷在受伤的部位,每次冷敷时间不超过 20 分钟,每隔 2~3 小时重复一次。但请注意,不要直接将冰块放在皮肤上,以免造成冻伤。除了用冰袋冰敷,也可以将退热贴敷在患处。

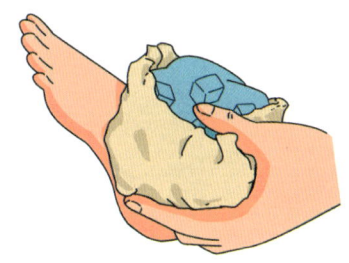

加压包扎

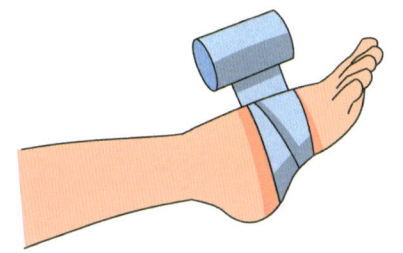

起始位置

从脚踝的最远端(即脚底靠近脚趾的部分)开始包扎,这样可以避免压迫足部的血液循环。

缠绕方法

① 使用"8"字包扎法:先环形包扎脚部 2~3 圈,然后将绷带提起,绕过脚踝,从脚后跟上方绕回,形成"8"字形,再从脚底缠绕,重复"8"字形包扎。

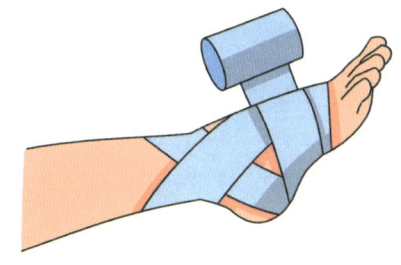

② 每次缠绕时，确保绷带与前一层重叠约 50%，以保持适当的紧度和稳定性。

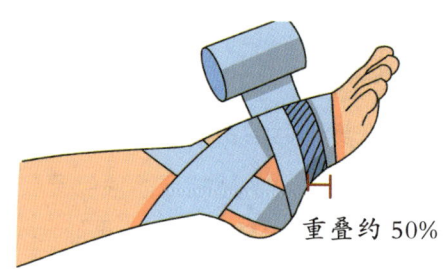

重叠约 50%

③ 在缠绕过程中，要保持绷带平整，不要产生凸起的褶皱，以免影响包扎效果。

松紧度调节

包扎时不宜过紧或过松。过紧会阻断足部血液循环，导致组织缺血或缺氧，过松则无法起到有效的加压和支撑作用。可以通过观察脚趾的颜色、温度和感觉来判断绷带松紧是否适中。如果脚趾颜色发紫或变白，出现麻木、疼痛等症状，说明绷带可能缠得过紧，需要及时调整。

▶ 抬高患肢

可以用枕头或被子等物品将受伤的脚垫高，抬高到心脏水平以上，有助于减轻肿胀和疼痛。

▶ 观察与处理

在采取上述急救措施后，还要密切观察受伤部位的情况。如果疼痛、肿胀等症状持续加重，或者出现皮肤青紫、麻木等异常情况，应及时就医。同时，如果崴脚后无法站立或行走，应尽快就医，检查是否有骨折或韧带断裂等严重损伤。

急救须知 FIRST AID INSTRUCTIONS

❌ **不要强行活动**：在崴脚后，如果强行活动受伤的脚，可能会导致进一步损伤或加重疼痛。因此，在采取急救措施时，要尽量避免活动受伤的脚。

❌ **不要过度按摩**：虽然按摩可以缓解肌肉紧张和疼痛，但是在崴脚后过度按摩可能会加重肿胀和疼痛。因此，在急性期应尽量避免按摩受伤部位。

❌ **不要热敷**：在崴脚后的初期，应使用冷敷。热敷会促进血液循环和炎症反应，加重肿胀和疼痛。

❌ **不要自行复位**：如果怀疑有脱位、骨折或韧带断裂等严重损伤，不要自行复位或尝试纠正错位，否则可能会加重损伤，导致更严重的后果。应立即就医，接受专业医生的诊断和治疗。

❌ **不要忽视疼痛**：如果崴脚后疼痛持续不减或者进行性加重，应及时就医，检查是否有其他潜在的健康问题。不要忽视疼痛，以免贻误治疗时机。

✓ **慎用药物**：扭伤后直接喷活血化瘀的喷雾会扩张血管，导致出血更加严重，因为血管扩张之后，局部损伤的部位会释放炎症因子。这些炎症因子会刺激机体产生更严重的疼痛，导致又肿又痛。48小时后，可适当使用。

> **Tips** 建议48小时后使用红花油，如果有伤口，则要慎用红花油，因为红花油里面含酒精成分，会刺激皮肤，加重疼痛。

急救小百科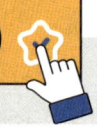

崴脚该怎么预防？

踝关节主要由腓骨、胫骨的下端和距骨组成，并且双侧都有韧带，以保护它的稳定性。因为内强外虚，所以常易出现内翻位的损伤。由于骨头很结实，大多数的踝关节扭伤不会造成骨折，但是往往会造成韧带撕裂，所以崴脚后踝关节会有肿胀和疼痛。而血管遇热会扩张，在急性期热敷会加重出血和关节肿胀。轻度的扭伤后还可以行走，但是过多的活动会让关节变得松弛，致使崴脚像老朋友一样，时不时来一次，这种情况的专业名称叫作"习惯性崴脚"。

注重脚踝健康，避免习惯性崴脚，就要在日常生活中坚持锻炼，积极预防。

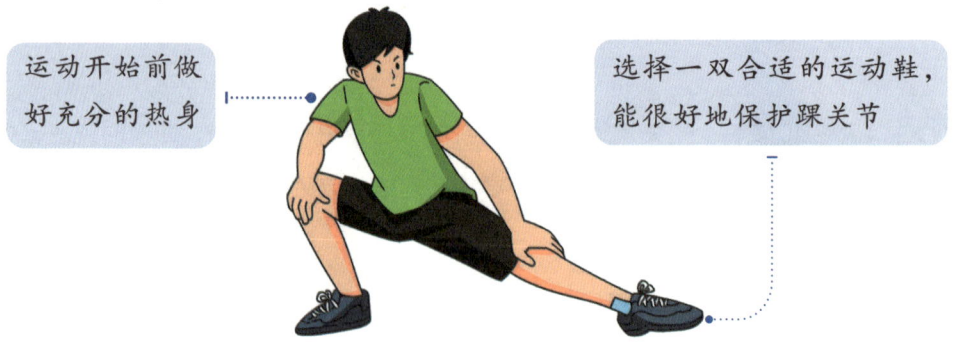

运动开始前做好充分的热身

选择一双合适的运动鞋，能很好地保护踝关节

对于足踝不稳的人群，在进行剧烈且对抗强度大的运动时，可利用运动贴布保护足踝。

● 足踝力量及运动控制性训练

①踝泵训练：平躺，双腿伸直，双脚勾脚，保持 5 秒；脚背绷直，保持 5 秒。

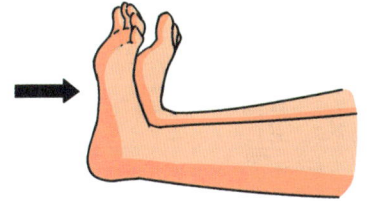 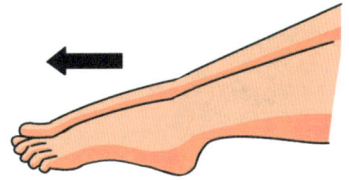

②环转训练：平躺，以脚踝为轴旋转，顺时针旋转 15 秒，逆时针旋转 15 秒。

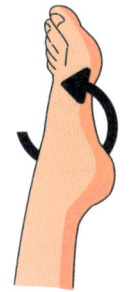 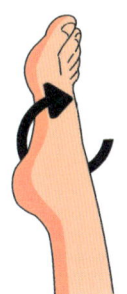 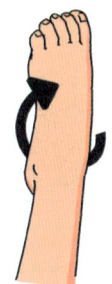 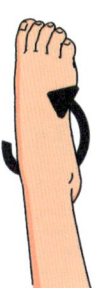

③提踵训练：找一个台阶，用脚底 3/4 的面积站立，提起脚跟，保持 2～3 秒后落下。

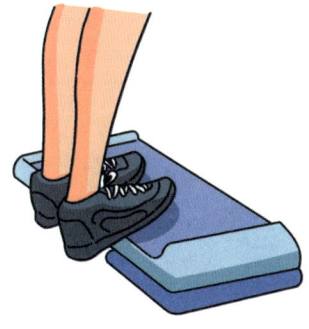 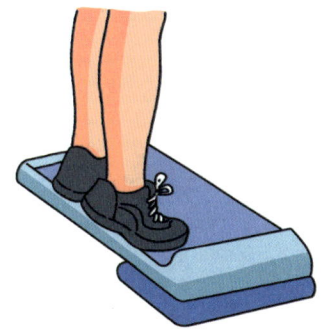

④抗阻绷脚：使用弹力带缠绕在脚趾根部，伸直脚背的同时反方向拉伸弹力带，做对抗动作。

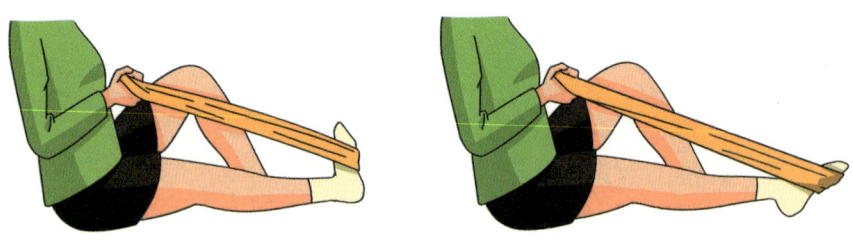

⑤抗阻勾脚：使用弹力带缠绕在脚趾根部，勾脚的同时反方向拉伸弹力带，做对抗动作。

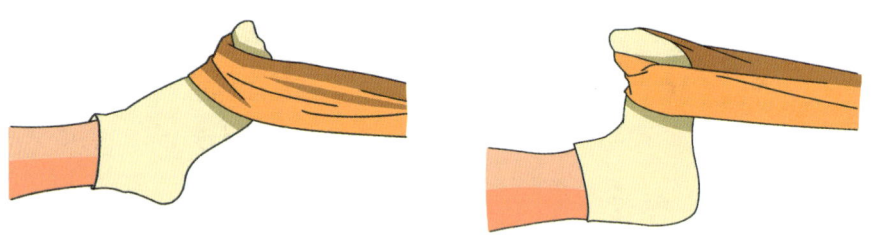

⑥抗阻外翻：使用弹力带缠绕在脚趾根部，脚面垂直于地面，以脚跟为轴，逆时针旋转的同时反方向拉伸弹力带，做对抗动作。

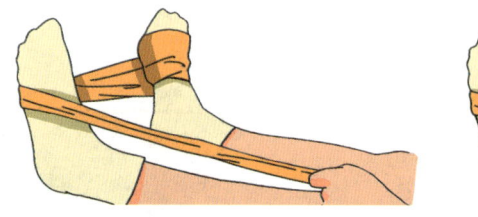 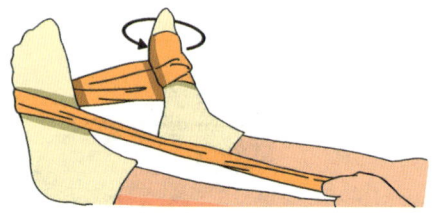

⑦抗阻内翻：使用弹力带缠绕在脚趾根部，脚面垂直于地面，以脚跟为轴，顺时针旋转的同时反方向拉伸弹力带，做对抗动作。

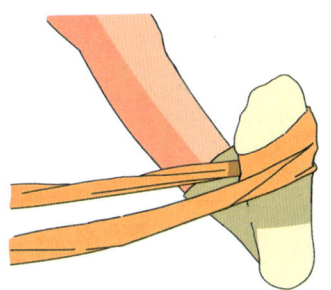
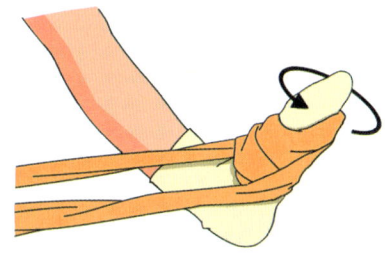

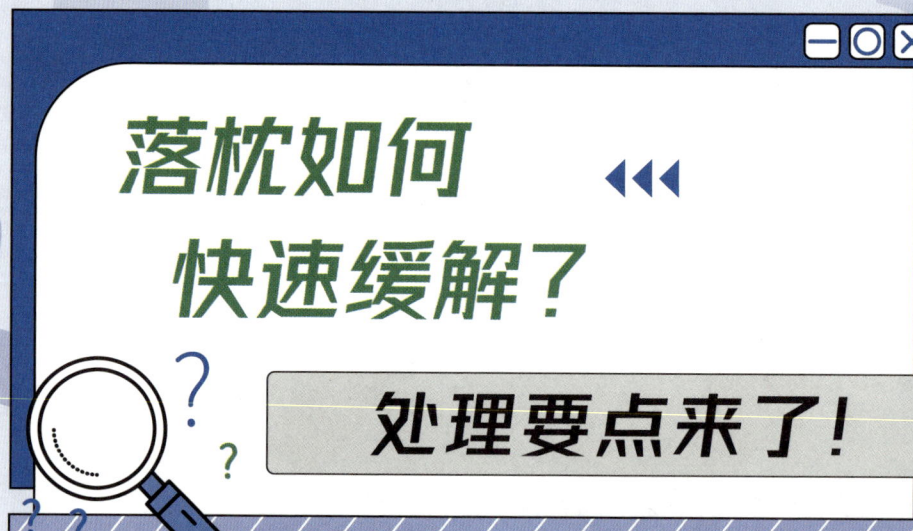

落枕,也称为颈部扭伤,通常是由睡觉时姿势不当、枕头不合适或颈部受凉等引起的。当睡醒时,发现颈部疼痛、僵硬,活动受限,很可能就是落枕了。

急救处置 EMERGENCY RESPONSE

▶ **休息与制动**

找一个舒适的姿势休息,避免进一步活动颈部,加重疼痛。

▶ **冷敷**

在落枕后的初期,可以使用冷敷来减轻疼痛和肿胀。将冰块包裹在毛巾中,敷在颈部疼痛处,每次冷敷时间不超过 20 分钟,每隔 2～3 小时重复一次。冷敷有助于收缩血管,缓解疼痛。

▶ **热敷**

在落枕后的第二天,如果疼痛有所缓解,可以改用热敷。将热水袋、热毛巾等物品敷在颈部疼痛处,每次热敷时间不超过 30 分钟,每天可重复多次。热敷有助于促进血液循环,加速炎症消退,缓解肌肉紧张。

▶ **按摩**

在疼痛缓解后,可以轻轻按摩颈部肌肉,以放松紧张的肌肉。当按摩时,用手指轻轻按压颈部两侧和肩部的肌肉,每次按摩 5 ~ 10 分钟,每天可重复多次。但请注意,按摩时要保持适当的力度,避免过度用力导致肌肉损伤。

▶ **穴位按压**

通过按压特定的穴位,也可以帮助缓解落枕带来的疼痛。例如,可以轻轻按压风池穴(位于颈后发际线上方,胸锁乳突肌与斜方肌之间的凹陷处,和耳垂平行)和风府穴(位于后颈部正中线上,后发际线上 1 寸处),每次按压 5 ~ 10 秒,重复数次。

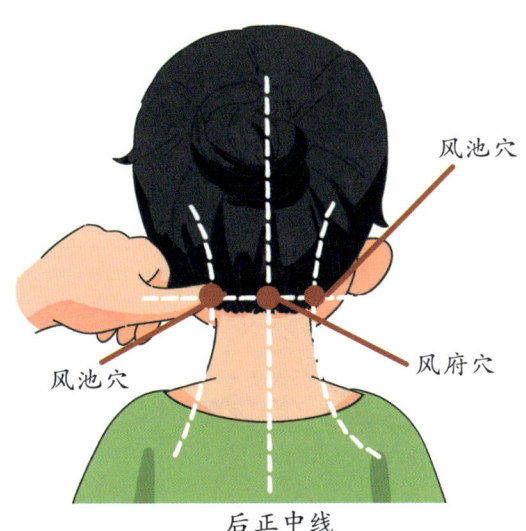

▶ 拉伸运动

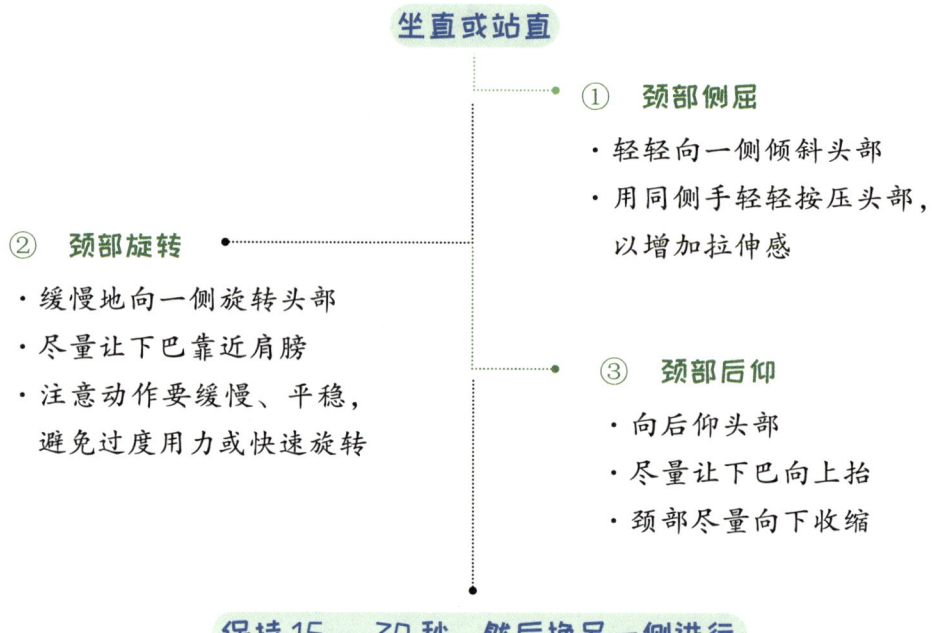

坐直或站直

① 颈部侧屈
- 轻轻向一侧倾斜头部
- 用同侧手轻轻按压头部，以增加拉伸感

② 颈部旋转
- 缓慢地向一侧旋转头部
- 尽量让下巴靠近肩膀
- 注意动作要缓慢、平稳，避免过度用力或快速旋转

③ 颈部后仰
- 向后仰头部
- 尽量让下巴向上抬
- 颈部尽量向下收缩

保持 15～30 秒，然后换另一侧进行

Tips 拉伸运动应轻柔、缓慢，每运动 10～15 分钟休息一段时间，然后再次做拉伸。

▶ 使用药物

如果疼痛严重，可以考虑使用一些非处方药来缓解疼痛，如外用止痛药膏、贴剂或口服非处方药（如布洛芬、对乙酰氨基酚等）。

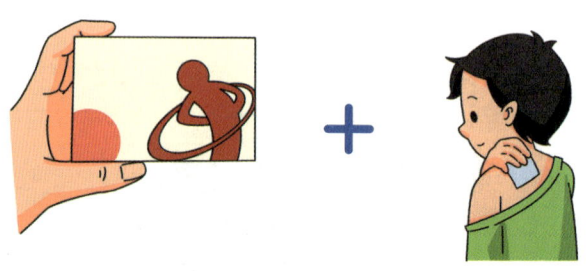

急救须知 FIRST AID INSTRUCTIONS

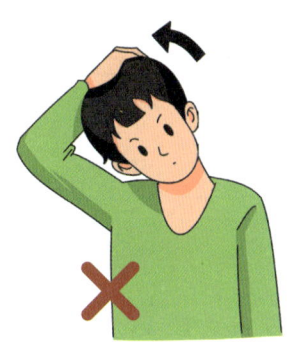

☒ 不要强行扭转颈部：很多疾病都可以表现为颈部的疼痛不适，对于落枕而言，有一定自愈的可能性。在落枕急性疼痛期，切忌用力扭头，以免加重颈部肌肉的损伤。

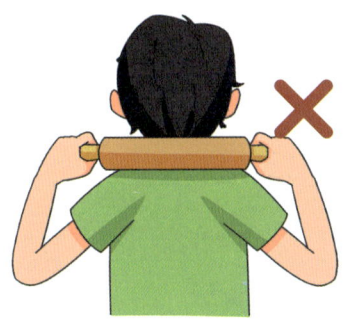

☒ 不要过度按摩：切忌用擀面杖使劲按揉颈部。一些人错误地认为，只要忍着疼揉开就好了。但落枕是肌肉损伤导致的炎症，会引起红肿热痛，这时候使劲去按揉很可能导致炎症扩散，使疼痛加重。

☒ 不要使用过热或过冷的物品：在冷敷或热敷时，要注意物品的温度。过热或过冷的物品都可能导致皮肤损伤或加重疼痛。因此，请确保物品的温度适中，并避免长时间使用。

☒ 不要随意使用止痛药：虽然止痛药可以缓解疼痛，但是随意使用可能会导致药物依赖或出现不良反应。因此，在使用止痛药之前，请务必阅读说明书，并遵循医生的建议。

急救小百科

如何预防落枕?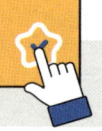

睡眠姿势不当,枕头、床垫不合适,颈肩部受凉等往往是落枕的原因。

● 保持正确的睡姿

睡觉时保持正确的姿势是预防落枕的关键。建议选择一个合适的枕头,使头部和颈部保持自然的角度。同时,避免使用过高或过低的枕头,以免导致颈部过度弯曲或扭曲。

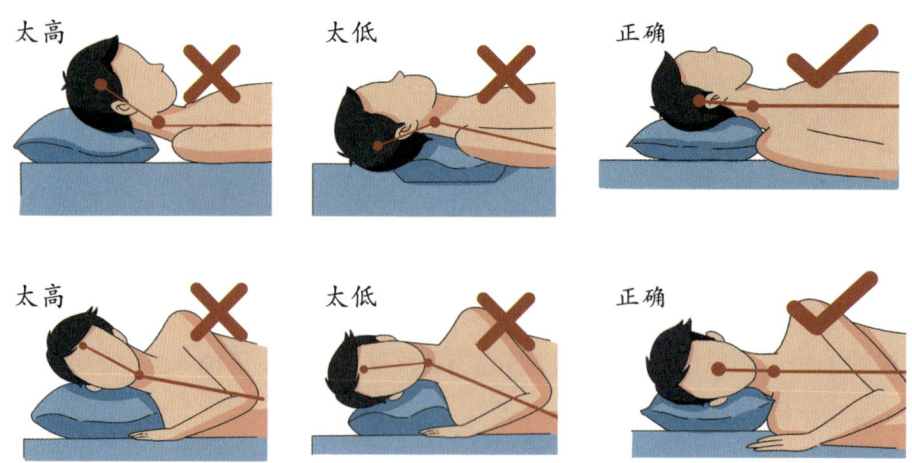

● 注意颈部保暖

在寒冷的天气里,要注意颈部保暖。可以佩戴围巾为颈部保暖,避免受凉引起肌肉紧张。

● 加强颈部肌肉锻炼

　　加强颈部肌肉锻炼，提高颈部肌肉的力量和稳定性，能预防落枕的发生。可以尝试做一些锻炼颈部肌肉的动作，如颈部侧屈、颈部旋转等。

● 避免长时间固定姿势

　　长时间保持同一姿势会导致颈部肌肉紧张和僵硬，从而增加落枕的风险。因此，在工作或学习时，要注意适当休息和活动颈部肌肉，避免长时间固定姿势。

● 定期检查枕头和床垫

　　枕头、床垫的舒适度和支撑力对保护颈部健康至关重要。应定期检查并更换枕头和床垫，确保它们能够提供足够的支撑力和舒适度。

肌肉突然拉伤了，如何紧急处理？

试试这几步！

肌肉拉伤是肌肉纤维的微小损伤或撕裂，通常是肌肉在短时间内承受过大的压力或突然运动导致的。

肌肉拉伤的处理需要分程度。如果是严重的拉伤请及时就医；如果只是普通的部分撕裂，也就是没有肌肉的明显移位，只有疼痛的症状，通常推荐采用"RICE"原则进行紧急处理。

急救处置 EMERGENCY RESPONSE

R 指休息、制动（Rest）

在肌肉拉伤后，应立即停止运动并找到安全的地方休息，以避免受伤组织进一步受损和减少皮下出血量。

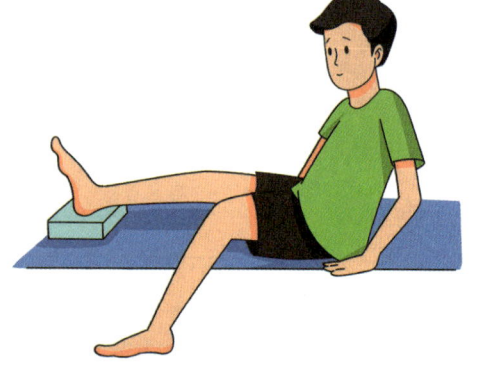

I 指冰敷（Ice）

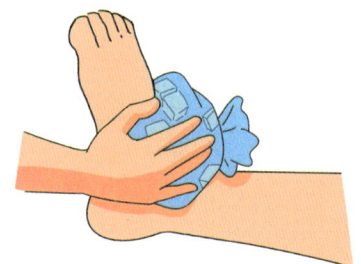

冰敷可以减缓血液流动的速度，并减缓痛觉神经的传导，从而产生有效的止痛效果。

具体做法 — 使用冰袋或毛巾包裹冰块，然后敷在患处，或将伤肢放入冷水中冲洗

夏季：可以使用冰块，冰敷 15～20 分钟，休息 10 分钟左右，再次进行冰敷。注意不要太冰，以免冻伤组织，可以用毛巾包裹冰块进行冰敷

冬季：可以用自来水冲洗 30～60 秒，然后休息 15 秒再继续（有血管疾病、糖尿病或在其他血液循环受到威胁的情况下，不应使用冰敷法）

C 指对伤处进行加压包扎（Compression）

这是急救处理方法中最重要的部分之一。在冰敷后，使用弹性绷带对患处进行包扎，有助于控制伤势，减少肿胀和皮下出血。加压包扎时间一般为 24 小时，其间避免重复致伤动作，3 天后可进行功能性练习。

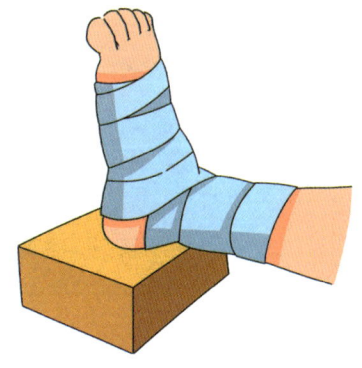

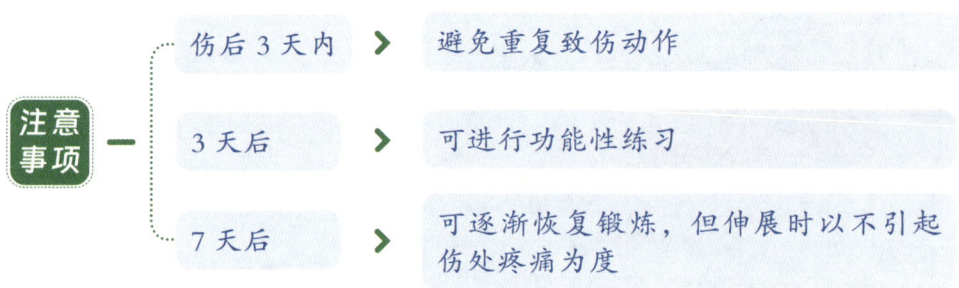

包扎时间：包扎24小时后拆除弹性绷带，视伤情再做处理。早期不宜做按摩和理疗，否则会加重皮下出血和组织的渗出，使肿胀加重

注意事项：
- 伤后3天内 ▶ 避免重复致伤动作
- 3天后 ▶ 可进行功能性练习
- 7天后 ▶ 可逐渐恢复锻炼，但伸展时以不引起伤处疼痛为度

> **Tips** 若拉伤并不是很严重，抑或是未出现局部肿胀的情况，可以不进行加压包扎，直接跳到下一步。

E 指抬高患肢（Elevation）

抬高患肢，使患肢高于心脏平面。这一举措有助于促进血液回流，减轻肿胀。尤其在晚上睡觉时，可以用枕头或被子垫高受伤部位。

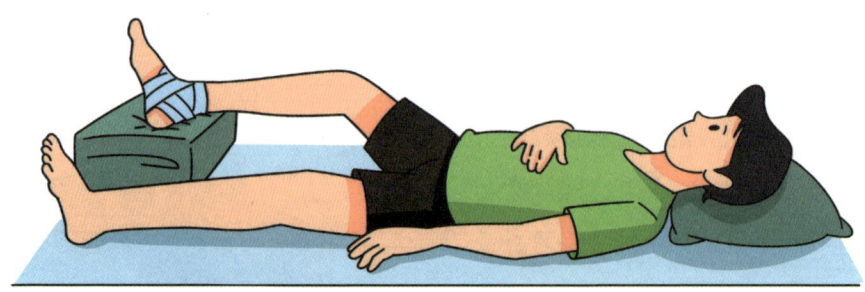

急救须知 FIRST AID INSTRUCTIONS

❌ **避免热敷**：在拉伤后的 24 小时内，切勿使用热敷或热水浸泡受伤部位，否则可能会加重肿胀和疼痛。

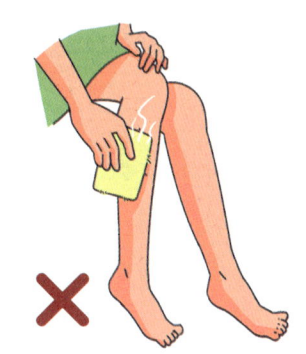

❌ **避免立即按摩**：在拉伤后的 24 小时内，避免对受伤部位进行按摩。

按摩可能会加重肌肉纤维的撕裂和炎症，延缓恢复过程。

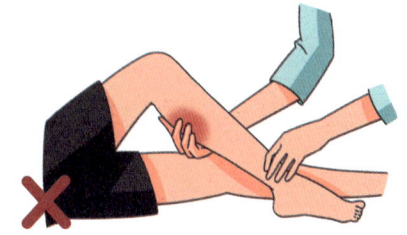

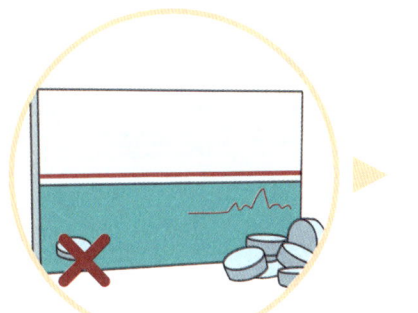

❌ **避免立即服用某些药物**：不宜在拉伤后立即服用阿司匹林等止痛药，建议在 72 小时后使用，以免影响肌肉恢复。当疼痛严重时，可遵医嘱服用对乙酰氨基酚、泰诺、布洛芬等。

❌ **避免过度活动**：在拉伤后的 24 小时内，避免过度活动受伤部位，以免加重伤势。在疼痛缓解后，可逐渐进行轻微的伸展和康复训练，以促进肌肉恢复。

急救小百科

如何鉴别与预防肌肉拉伤？

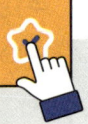

肌肉拉伤是运动中常见的损伤。很多人误以为是运动量过大导致肌肉酸痛的，从而错过了最佳恢复期。处理不当或继续运动可导致伤势加重，甚至发展为肌肉断裂。

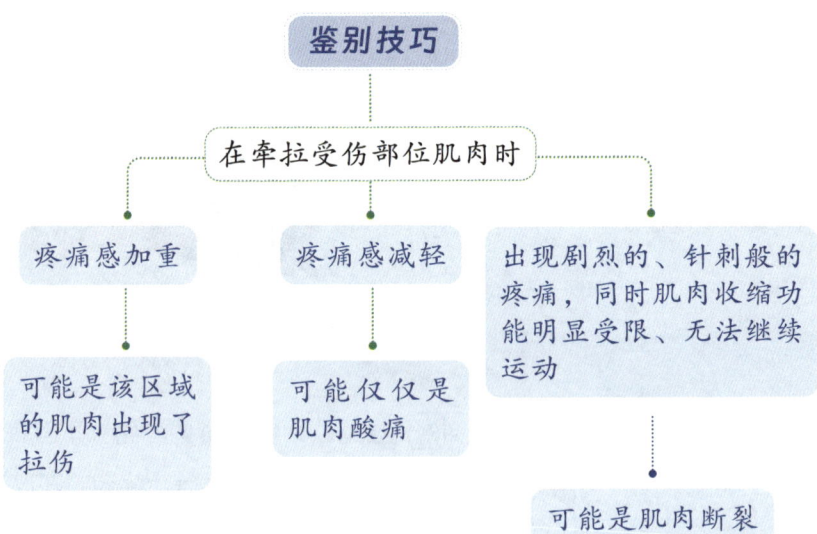

● 预防措施很重要

避免发生肌肉拉伤，一定要听医生的建议。

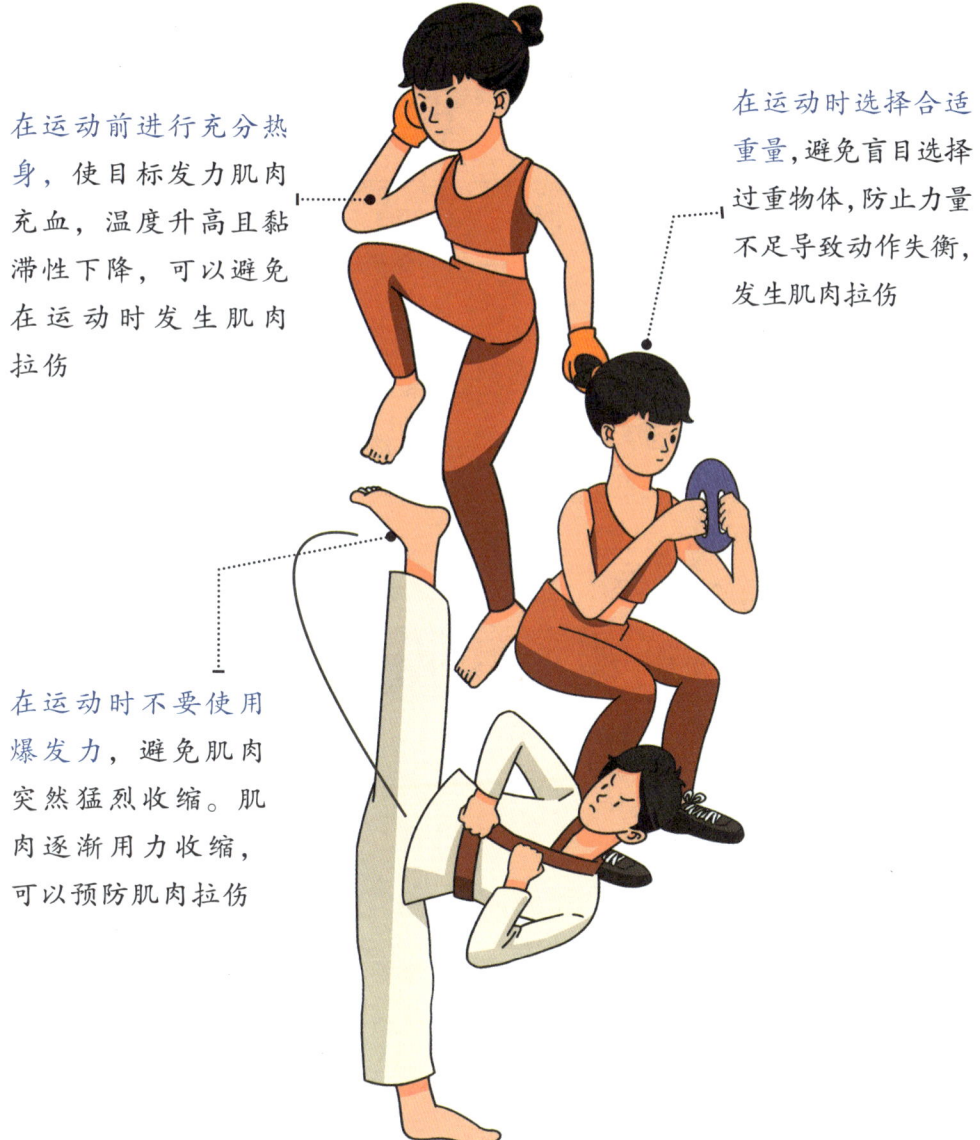

在运动前进行充分热身，使目标发力肌肉充血，温度升高且黏滞性下降，可以避免在运动时发生肌肉拉伤

在运动时选择合适重量，避免盲目选择过重物体，防止力量不足导致动作失衡，发生肌肉拉伤

在运动时不要使用爆发力，避免肌肉突然猛烈收缩。肌肉逐渐用力收缩，可以预防肌肉拉伤

肩关节不慎脱位，应该如何应对

必学！

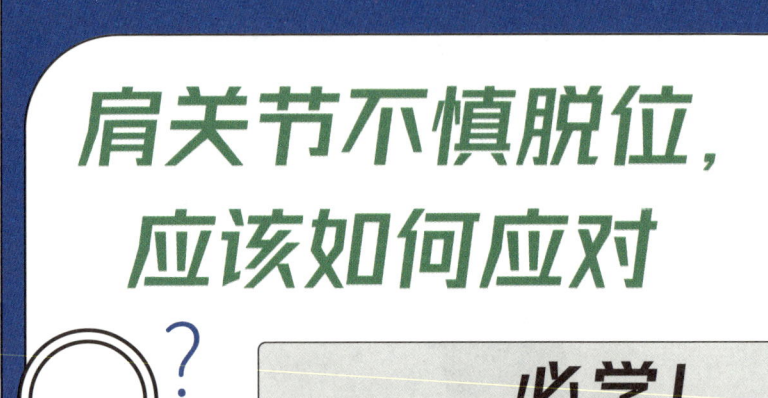

无论是运动时的激烈碰撞，还是日常生活中的不慎摔倒，肩关节脱位（俗称"脱臼"）都是可能遇到的一种紧急情况。肩关节是人体最灵活的关节之一，但稳定性相对较弱，因此更容易受到损伤。面对这一突发状况，掌握正确的急救措施至关重要。

急救处置 EMERGENCY RESPONSE

▶ 三步走，稳中求安

第一步：判断伤情，保持冷静

观察症状：当肩关节脱位时，患者通常会感到剧烈疼痛，肩关节外观明显变形，出现"方肩"畸形（即肩部失去正常圆润的外形，变得扁平），同时上肢活动受限，尤其是不能外展、上举。

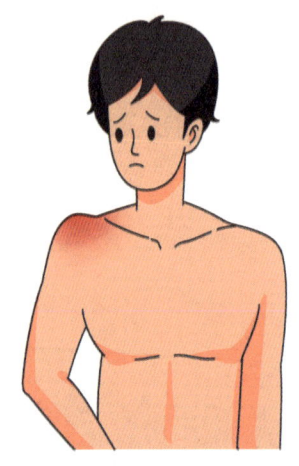

保持冷静：面对突发情况，要保持冷静，不要惊慌失措，以免加重患者心理负担或造成二次伤害。

第二步：初步固定，减轻疼痛

避免活动：尽量不要让患者自行活动脱位的肩关节，以免加重损伤。

简易固定：如果条件允许，可以使用围巾、三角巾或衣物等柔软物品，轻轻地将脱位的手臂固定在胸前，以防止活动引起疼痛和进一步损伤。当固定时，应注意不要过紧，以免影响血液循环。

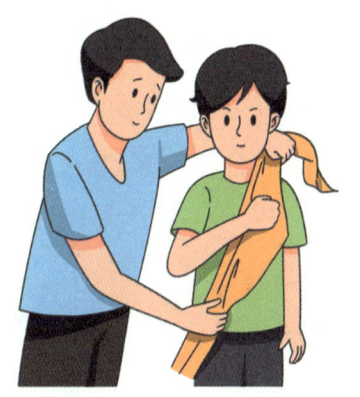

● 将三角巾展开，覆盖在前臂

● 将三角巾两端底角在颈后打结，使肘关节屈曲吊于胸前，角度略小于90°。

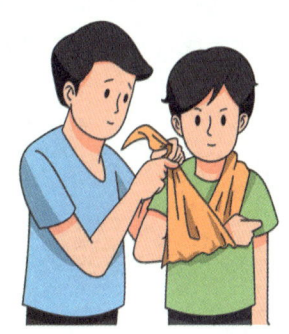

- 将另一条三角巾折叠成长条状,在被吊起的前臂上方沿胸腔环绕一周,在背部打结固定,防止肩关节活动加重损伤。

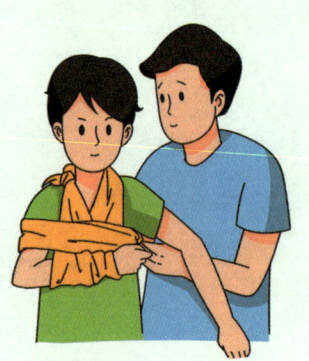 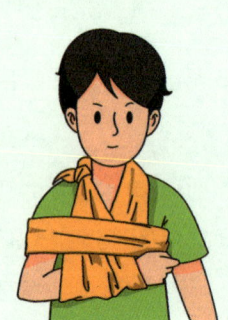

冷敷止痛:使用冰袋或冷毛巾对脱位部位进行冷敷,每次持续 15～20 分钟,间隔 2～3 小时重复进行,有助于减轻肿胀和疼痛。注意不要让冰块直接接触皮肤,以免造成冻伤。

第三步:及时就医,专业治疗

呼叫救援:在完成初步固定和止痛后,应立即拨打急救电话或联系附近的医院,尽快将患者送往专业医疗机构接受进一步治疗。

▶ 专业复位

当肩关节脱位时,通常需要由专业医生进行手法复位,切勿自行尝试复位,以免操作不当造成更严重的损伤,如骨折、神经血管损伤等。

急救须知 FIRST AID INSTRUCTIONS

[X] 避免盲目移动：在急救过程中，最忌讳的就是盲目移动患者。错误的移动可能导致关节囊撕裂、关节周围韧带断裂等严重后果，增加治疗难度和延长恢复时间。

[X] 不要随意用药：除非在医生指导下，否则不要随意给患者服用止痛药或其他药物。不当地使用药物可能会掩盖病情，影响医生的诊断和治疗。

[X] 不要热敷或按摩：可能会出现肿胀、出血和炎症反应，延长回复时间。

[✓] 观察病情变化：密切关注患者的病情变化，如疼痛是否加剧、有无麻木感、手指活动是否受限等，这些都可能是神经血管受损的表现，需及时向医护人员说明情况。

◂◂◂ 急救小百科

如何避免肩关节脱位？

● **增强肌肉力量**

　　加强肩关节周围肌肉的力量训练，特别是三角肌、肩袖肌群等，可以提高肩关节的稳定性，减少脱位的风险。

常见的锻炼方式包括：

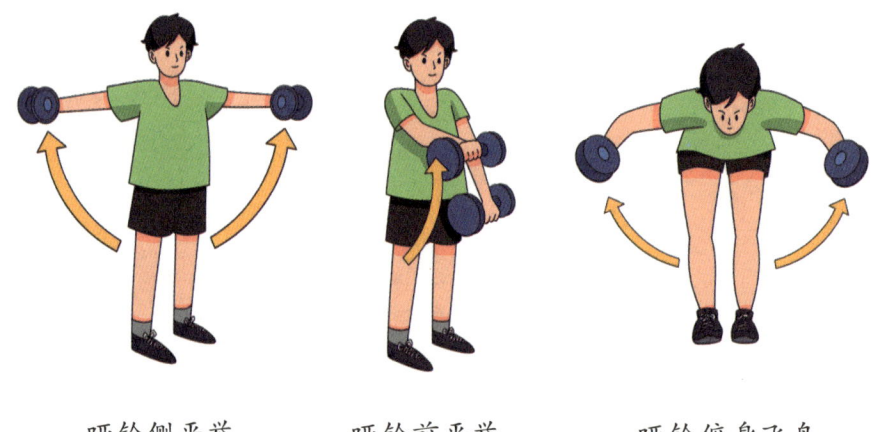

哑铃侧平举　　　　　哑铃前平举　　　　　哑铃俯身飞鸟

● **注意运动姿势**

　　在进行体育锻炼或日常活动时，要注意保持正确的姿势，掌握正确的动作要领，避免过度用力和不当的扭转动作。特别是在进行篮球、排球（网球）、羽毛球等需要频繁挥臂的运动时，更要格外小心。

●合理使用防护装备

在进行滑雪、冲浪、攀岩等高风险运动时，应佩戴专业的防护装备，如护肩、护肘等，以减少意外伤害的发生。

●避免外伤

在日常生活中，要注意避免摔倒、碰撞等外伤事故的发生。尤其是老年人和骨质疏松症患者，更应提高警惕，做好防滑、防摔措施。

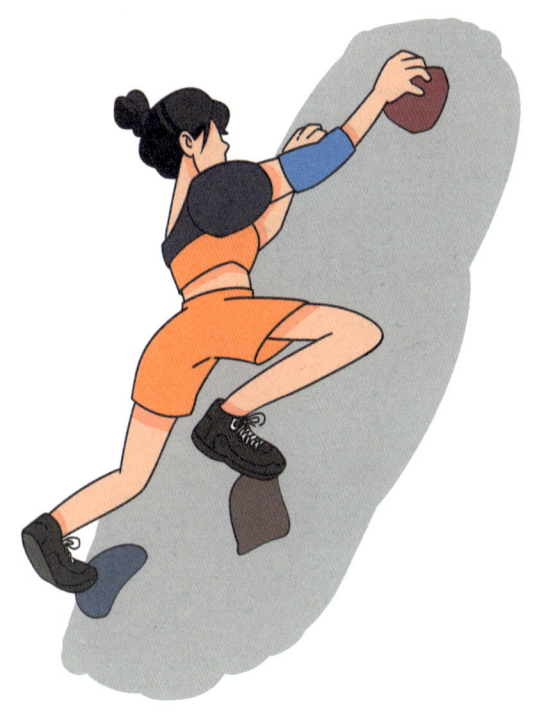

断指急救，黄金时间内的关键步骤

不能忽视！

在日常生活中，意外导致的断指事件，如机械切割、锐器伤害等，时有发生。这类伤害不仅伴随着剧烈的疼痛，还可能对手部功能及生活质量造成长远影响。因此，掌握科学的断指急救知识，对于在紧急关头挽救手指、为后续治疗赢得宝贵时间至关重要。

急救处置 EMERGENCY RESPONSE

▶ **立即止血**

在断指后，由于手指血管丰富，出血往往迅速且量大。

① 采用直接压迫法，用清洁的纱布或干净的布料直接按压在伤口上，同时抬高患肢，以减缓血液流向伤口。

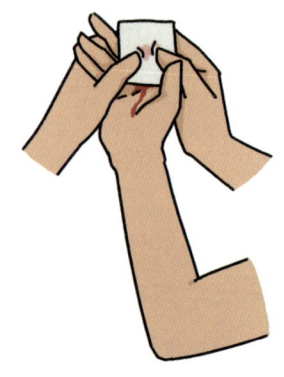

② 若出血难以控制，可使用止血带止血，确保绑扎位置在伤口上方（近心端），松紧度以能阻止出血但不阻断远端血液循环为宜，每隔 1 小时放松一次，每次放松时间 2 分钟左右，以防手指因长时间缺血而坏死。

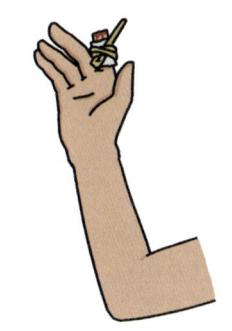

▶ 清洁伤口

在止血的同时，应小心清除伤口周围的明显污物，但避免用力擦拭或用水直接冲洗，以免加重损伤或增加感染风险。可用无菌纱布或干净的布料轻轻覆盖伤口，保持其相对清洁。

▶ 妥善保存断指，为再植创造条件

用无菌纱布或清洁布料轻轻包裹断指，然后将包裹好的断指放入密封袋或容器中，周围填充冰块或冰水混合物，以维持低温环境，减缓细胞代谢率，延长再植时间窗。

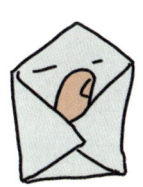
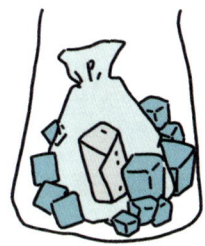

▶ 快速转运

完成初步急救处理后，应迅速将患者转运至具备手外科治疗条件的医疗机构。在转运过程中，应妥善固定患肢，避免晃动或碰撞，以防造成二次损伤。

急救须知 💡 FIRST AID INSTRUCTIONS

❌ **避免盲目止血**：虽然止血是首要任务，但是不要使用不当的方法，如绑扎过紧、时间过长等，以免造成手指缺血性坏死。

❌ **不要随意丢弃断指**：断指是再植成功的关键，应妥善保存并随患者一同转运至医院。

❌ **不要擅自用药**：在没有专业医生的指导下，不要随意给患者使用止痛药、抗生素等药物，以免掩盖病情或造成不良后果。

✅ **确保自身安全**：在处理断指事故时，应确保自身安全。例如在处理机器切割导致的断指事故时，应先切断电源或使机器停止运转。

急救小百科

预防断指事故的措施有哪些？

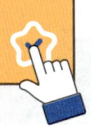

● 加强安全教育

　　提高公众及从业人员的安全意识，了解断指事故的危害性和预防措施。

● 规范操作流程

　　在工作和生活中，应严格遵守安全操作规程，避免违章作业和冒险行为。

● 佩戴防护装备

　　进行高风险作业，如使用机器、刀具等时，应佩戴符合标准的防护手套等防护装备。

● 定期检查设备

　　定期对机械设备、电器设备等进行检查和维护，确保其处于良好状态，避免其发生故障，导致意外伤害。

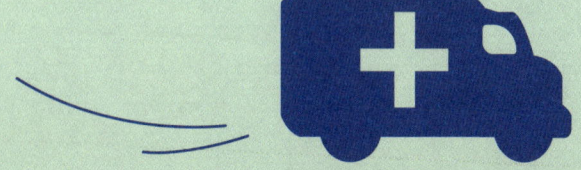

07

内分泌系统通过分泌多种激素，与神经系统协作，形成复杂而精细的调控网络，全面调控人体的生长、发育、代谢、生殖、情绪及睡眠等生理功能。其分泌的激素作为信息传递者，在血液中循环，精准调节靶细胞与器官功能，确保机体内环境稳定。

人体的调控中心——
内分泌系统

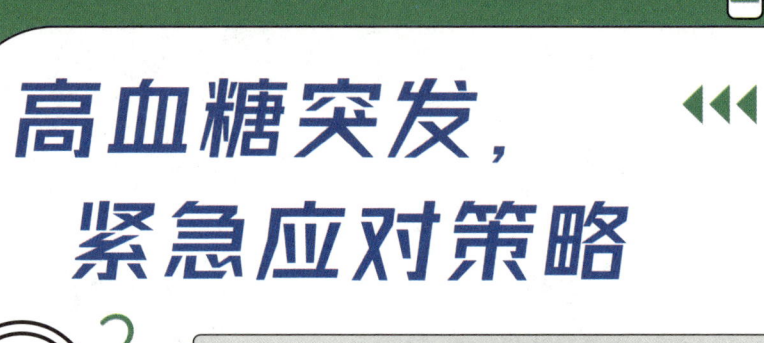

高血糖突发，紧急应对策略
一定要知道！

高血糖是血液中葡萄糖浓度异常升高的状态，其发生的常见原因包括不合理的饮食习惯、缺乏运动、睡眠质量差等，也可能由内分泌疾病或肾功能失调等病理因素导致。临床表现上，高血糖患者常出现多尿、多饮、多食和体重减轻的"三多一少"症状。如果血糖持续升高，可能引发严重的并发症（如酮症酸中毒），因此需要及时就医并遵循医嘱进行治疗和控制。

急救处置 EMERGENCY RESPONSE

▶ **识别高血糖症状**

高血糖的典型症状包括口渴、多饮、多尿、疲乏无力、体重减轻等。在严重情况下，还可能出现恶心、呕吐、呼吸急促、视力模糊甚至昏迷等症状。当身边的人出现这些症状时，应高度怀疑高血糖的可能性。

▶ 测量血糖水平

如果家里有血糖仪,应立即为患者测量血糖水平,以便就诊时给医师提供患者信息。

▶ 补充水分

高血糖患者常常伴有脱水症状,应鼓励患者多喝水,以补充体内失去的水分。在补充水分的同时,注意不要摄入含糖饮料或食物,以免加重高血糖症状。

▶ 服用降糖药物

如果患者已经确诊为糖尿病并需要服用降糖药物,那么在出现高血糖症状时,应按照医生的嘱咐服用降糖药物。但是,不要随意增加药物剂量或更改药物种类,以免出现低血糖等不良反应。

▶ 如果患者出现意识模糊或昏厥

保持冷静

保持冷静非常重要,以便能够清晰地思考和有效地行动。

拨打急救电话

立即拨打120并告知患者的情况和位置,请求专业医疗人员迅速到达现场。

检查并维持呼吸道通畅

确保患者的呼吸道没有被阻塞。如果患者呕吐或有异物在口内,应小心地清理。同时,使患者侧卧或头偏向一侧,以防呕吐物或舌头阻塞呼吸道。

检查呼吸和脉搏

检察患者是否有呼吸和脉搏。

- 没有呼吸 ▶ 应立即进行人工呼吸
- 没有脉搏,同时没有呼吸 ▶ 应立即进行心肺复苏(CPR)

避免进食和饮水

在患者意识恢复之前,不要经口给予患者任何食物或饮料,以免误入气道。

急救须知 FIRST AID INSTRUCTIONS

❌ **不要忽视高血糖症状**：高血糖症状虽然看似普通，但是如果未得到及时处理，可能会导致严重后果。当身边的人出现高血糖症状时，不要忽视或轻视这些症状，要及时采取急救措施。

❌ **不要随意摄入含糖食物或饮料**：在高血糖状态下，摄入含糖食物或饮料会使血糖迅速升高，加重病情。

❌ **不要随意更改降糖药物剂量或种类**：降糖药物的剂量和种类是根据患者的病情和身体状况来确定的，随意更改可能会导致低血糖或高血糖等不良反应。在服用降糖药物时，要严格按照医嘱使用。

❌ **不要让患者独处**：高血糖患者可能会出现意识模糊、昏迷等症状，如果让患者独处，可能会发生意外。在处理高血糖突发情况时，要确保患者有人陪伴和照顾。

❌ **不要拖延就医时间**：如果患者的高血糖症状持续不减或者出现严重并发症时，应立即就医。拖延就医时间可能会导致病情恶化，甚至危及生命。

急救小百科

如何预防高血糖的发生？

除了急救处置和急救须知外，了解一些预防高血糖发生的措施也非常重要。

● 合理饮食

保持均衡的饮食是预防高血糖的关键。患者应该遵循医生或营养师的建议，选择低糖的、低脂的、高纤维素的食物，避免过多地摄入高热量和高糖分的食品。

● 规律运动

适当的运动可以帮助患者控制血糖水平，提高身体代谢能力。患者应该根据身体状况和医生的建议，选择适合自己的运动方式和强度，并坚持规律运动。

● 药物治疗与定期监测血糖水平

如果患者的血糖水平无法通过饮食和运动控制，就需要使用降糖药物来治疗。患者应该严格按照医嘱服药，并定期测量血糖水平，以确保药物疗效和安全性。

● 心理调适

高血糖患者常常有心理压力和焦虑情绪，这可能会影响血糖水平的控制。患者应该学会调整心态，保持积极乐观的态度，以便更好地控制血糖水平。

低血糖来袭，如何自救？

快来学习！

低血糖，即血糖水平低于正常范围，常见原因包括不良的饮食习惯、过度劳累、大量饮酒，以及某些疾病如糖尿病的不当治疗等。低血糖的危害不容小觑，它可导致神经系统受损，表现为意识模糊、抽搐甚至昏迷；还可诱发心脑血管疾病，如心肌梗死或脑梗死。

急救处置 EMERGENCY RESPONSE

▶ **识别低血糖症状**

低血糖的典型症状包括饥饿感、心慌、手抖、出冷汗、面色苍白、四肢无力、头晕、头痛、视力模糊等，严重时还可出现抽搐、昏迷等症状。一旦出现这些症状，应立即警觉并采取自救措施。

▶ 迅速补充糖分

当低血糖发作时，最重要的是迅速补充糖分。患者可以食用糖果、巧克力、果汁、含糖饮料等高糖食物。如果没有这些食物，也可以食用馒头、饼干等碳水化合物含量较高的食物。在一般情况下，补充 15 ~ 20 克糖类食物后，低血糖症状会有所缓解。

▶ 休息并观察

在补充糖分后，患者应就地休息并观察一段时间，以确认低血糖症状是否得到缓解。如果症状持续不减或加重，应立即寻求医疗帮助。

▶ 多次少量进食

在低血糖缓解后，为避免血糖再次下降，患者可以少量多次进食，如每隔 1 ~ 2 小时进食一次。要注意选择低糖的、高纤维素的食物，避免过度摄入糖分。

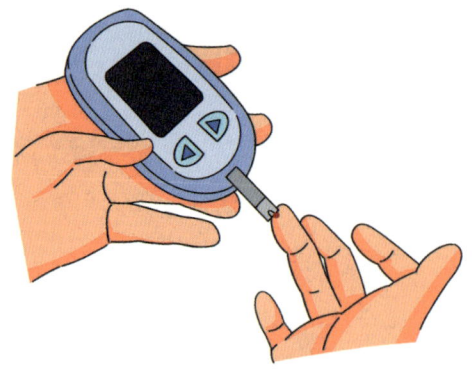

▶ 监测血糖水平

对于糖尿病患者来说，在低血糖发作后，可以使用血糖仪监测血糖水平，以便及时了解病情并调整治疗方案。

急救须知 FIRST AID INSTRUCTIONS

☒ 过度进食高糖食物：虽然高糖食物可以迅速提高血糖水平，但过度摄入会导致血糖波动过大，不利于病情控制。因此，在低血糖缓解后，应避免过度进食高糖食物。

☒ 忽视低血糖症状：有些患者因为习惯了低血糖症状或在出现低血糖症状时不予理会。这种做法非常危险，如果不及时采取措施，可能导致严重后果。因此，一旦出现低血糖症状，应立即采取措施。

☒ 不要自行调整药物剂量：低血糖可能是由药物剂量过大或服用不当引起的。在低血糖发作后，患者不应自行调整药物剂量或停止用药，而应向医生咨询并根据医生的建议进行调整。

☒ 忽视潜在疾病：有些患者可能同时患有其他导致低血糖的疾病，如胰岛素瘤、自身免疫性低血糖等。因此，在低血糖发作后，患者应向医生咨询并接受全面检查，以排除潜在疾病。

急救小百科

如何预防低血糖的发生？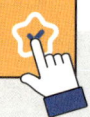

除了急救处置和急救须知外，了解一些预防低血糖发作的措施也非常重要。

● 规律饮食

保持规律的三餐习惯，避免长时间空腹或暴饮暴食。要注意选择低糖的、高纤维素的食物，控制碳水化合物摄入量。

● 适量运动

运动可以帮助身体消耗多余的糖分，提高胰岛素敏感性。但是要注意运动量和运动时间，避免过度运动导致低血糖发作。

● 监测血糖水平

糖尿病患者应定期监测血糖水平，以便及时了解病情并调整治疗方案。在运动、饮食等变化时也要加强血糖监测。

● 随身携带急救物品

糖尿病患者应随身携带一些急救物品，如糖果、饼干、含糖饮料等，以便在低血糖发作时及时补充糖分。

甲状腺危象，紧急处理要点

总结到位了！

甲状腺危象，也称为甲亢危象，是甲状腺功能亢进病情未被控制的情况下，由于一些因素诱发，使甲亢病情突然加重，所出现的严重危及患者健康和生命的状态。

急救处置 EMERGENCY RESPONSE

▶ 保持冷静，识别症状

甲状腺危象的症状包括高热、大汗淋漓、皮肤潮红、心率增快（常达140次/分）、烦躁不安、谵妄甚至昏迷。一旦出现这些症状，应立即就医。

▶ **立即就医**

由于甲状腺危象发生时病情严重，普通人难以自行处理，因此应尽快拨打急救电话或前往医院。

▶ **降低体温**

如果患者高热，可使用物理方法降温，解开患者的紧身衣物，使用湿毛巾擦拭额头、颈部、腋窝等部位。不要自行使用退热药物，以免加重甲亢病情。

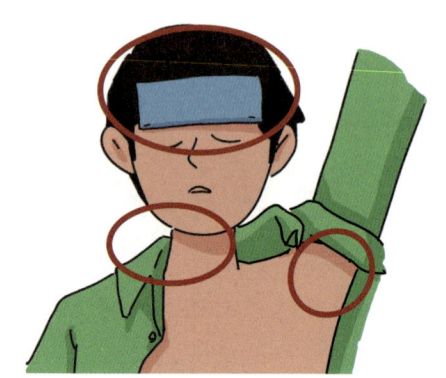

▶ **保持呼吸道通畅**

对于出现烦躁不安、呼吸困难症状的患者，应保持其呼吸道通畅，可将其头部偏向一侧，防止呕吐物或分泌物堵塞呼吸道。

▶ **安抚患者情绪**

甲状腺危象患者可能出现情绪激动、焦虑等症状，应尽量安抚其情绪，使其保持安静状态，减轻心脏负担。

急救须知 FIRST AID INSTRUCTIONS

❌ **不要随意给患者服用药物**：甲状腺危象发生时病情严重，需要专业医生进行诊断和治疗。普通人不要随意给患者服用任何药物，以免加重病情或引起其他不良反应。

❌ **不要给予含碘药物或食物**：在出现甲状腺危象的情况下，含碘药物或食物可能加重甲亢病情，因此应避免使用。

❌ **不要给患者使用镇静剂或安眠药**：这些药物会加重心脏负担，对于甲状腺危象患者来说非常危险。

❌ **不要强行给患者喂食物或喂水**：当患者出现意识模糊或昏迷等症状时，不要强行给其喂食物或喂水，以免发生误吸或窒息等危险情况。

❌ **不要延误就医**：甲状腺危象发生时病情严重，患者需要及时就医治疗。一旦出现症状，应立即采取行动并拨打急救电话或前往医院。

急救小百科

如何预防甲状腺危象的发生？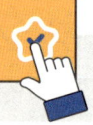

● 定期检查甲状腺功能

　　遵照医嘱定期检查甲状腺功能，能及时发现甲状腺功能异常，尽早采取干预措施，控制病情发展。

● 遵医嘱用药

　　甲状腺功能亢进或甲状腺功能减退的患者需要按照医生指示正确用药，维持甲状腺激素水平的稳定，不能随意停用药物或擅自加大、减少药物用量。

● 避免诱因

　　感染、手术、创伤等因素可能诱发甲状腺危象，因此甲状腺功能亢进患者应尽量避免这些诱因，加强个人卫生、预防感染等。

● 注意饮食

　　甲状腺功能亢进患者应少吃含碘量丰富的食物，如海带、紫菜等，同时不要摄入辛辣、生冷、油腻等刺激性食物，以免影响甲状腺的正常功能。

● 保持健康的生活方式

　　甲状腺功能亢进患者应保持健康的生活方式，如规律作息、适量运动、戒烟戒酒等，提高身体免疫力，预防甲状腺危象的发生。

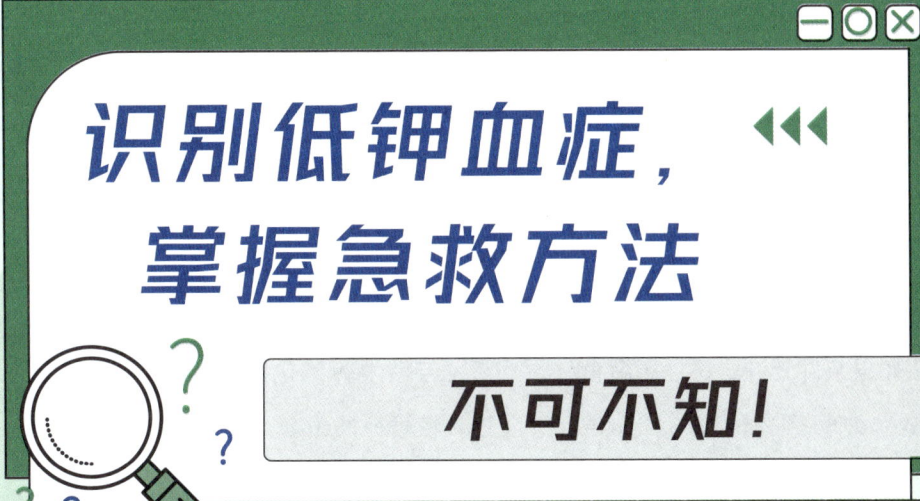

识别低钾血症，掌握急救方法 不可不知！

低钾血症是血液中钾浓度低于正常范围的病症，表现为肌无力、心脏功能异常等症状。它可由多种原因引起，如钾摄入不足、丢失过多或体内分布异常。低钾血症严重时可危及生命，导致心律失常、呼吸肌麻痹等严重后果。

急救处置 EMERGENCY RESPONSE

▶ **判断低钾血症的发生**

人群：长期偏食、过度节食、腹泻、剧烈呕吐、长期使用排钾利尿剂（如呋塞米）、高温环境下工作等人群。

症状：肌无力、食欲缺乏、腹胀、精神萎靡、反应迟钝，甚至呼吸困难、昏迷。

▶ **立即停止活动**

让患者尽量保持安静，不要剧烈运动，以免加重肌无力和心脏负担。

▶ **补充含钾食物**

如果条件允许，可让患者食用富含钾的食物，如香蕉、橙子、海带等。但需注意，食物的补钾效果较差，不适用于严重的急性低钾血症。

▶ **口服补钾药物（在医生指导下）**

若家中有氯化钾缓释片或枸橼酸钾颗粒等补钾药物，且患者意识清醒，可按说明书或医生指导的剂量服用。但务必确保患者对药物无过敏反应，并遵循剂量要求。

急救须知 FIRST AID INSTRUCTIONS

[×] **不要擅自使用药物**：非专业医疗人员不应随意给患者使用任何药物，尤其是注射类药物。

[✓] **保持呼吸道通畅**：若患者出现呼吸困难，应立即采取措施保持其呼吸道通畅，如解开衣领、清除口腔异物等。

[✓] **停止服用可能导致低钾血症的药物**：如果患者正在服用利尿剂或其他可能导致低钾血症的药物，应立即向医生咨询是否应该暂时停药。这些药物会促进钾的排泄，加重低钾血症的病情。

[✓] **注意观察**：在治疗过程中，应密切观察患者的症状变化，如肌无力是否缓解、心脏功能是否恢复正常等。同时，注意是否有其他并发症的出现。

急救小百科

如何预防发生低钾血症？

● 均衡饮食

在日常生活中，应保持均衡饮食，多摄入富含钾的食物，如香蕉、土豆、橙子、海带、紫菜、肉类等，确保钾元素摄入充足。

● 定期监测

对于存在低钾血症风险的人群（如长期服用利尿剂、有肾脏疾病史等），应定期监测血钾水平。

● 合理用药

避免长期使用利尿剂或其他可能导致低钾血症的药物，如需使用，应在医生的指导下进行，并定期复查血钾水平。

● 保持水分平衡

避免大量出汗或腹泻导致的钾元素丢失过多，及时补充水分和电解质。

● 排查并治疗原发病

低钾血症往往是由其他疾病或因素引起的，如肾功能不全、胃肠道问题等。因此，在治疗低钾血症的同时，还需要积极排查并治疗原发病，以防止低钾血症的反复发作。